中医非物质文化遗产临床经典读本

第一辑

感证辑要

（第二版）

严鸿志◎著

李玉清　黄娟　孔长征◎校注

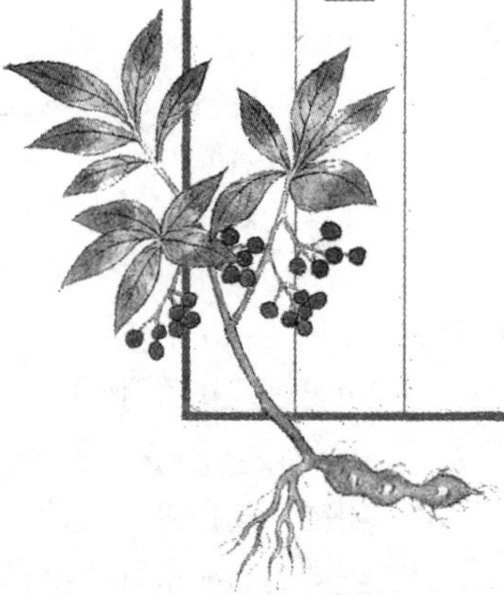

中国健康传媒集团
中国医药科技出版社

图书在版编目（CIP）数据

感证辑要 / 严鸿志著；李玉清，黄娟，孔长征校注 . — 2 版 . — 北京：中国医药科技出版社，2019.7

（中医非物质文化遗产临床经典读本）

ISBN 978-7-5214-1015-0

Ⅰ . ①感…　Ⅱ . ①严…　②李…　③黄…　④孔…　Ⅲ . ①外感病　Ⅳ . ① R254

中国版本图书馆 CIP 数据核字（2019）第 044330 号

美术编辑　陈君杞

版式设计　也　在

出版　**中国健康传媒集团**｜中国医药科技出版社

地址　北京市海淀区文慧园北路甲 22 号

邮编　100082

电话　发行：010 – 62227427　　邮购：010 – 62236938

网址　www.cmstp.com

规格　880 × 1230mm $^{1}/_{32}$

印张　8

字数　130 千字

初版　2010 年 12 月第 1 版

版次　2019 年 7 月第 2 版

印次　2019 年 7 月第 1 次印刷

印刷　三河市百盛印装有限公司

经销　全国各地新华书店

书号　ISBN 978-7-5214-1015-0

定价　24.00 元

内容提要

《感证辑要》作者为清末民初严鸿志。本书共四卷。卷一为名医通论，主要选录金元及清代医家关于外感伤寒、温病辨证、鉴别、治法等多方面的论述，以清代医家为主；卷二选俞根初、刘丙生、陈修园、叶天士等人对伤寒六经证治的论述；卷三选戴麟郊、叶天士、陈平伯、俞根初、张禾芬等人对温病证治的论述；卷四辑录感证方剂，分为解表、涌吐、攻里、和解、开透、清热、祛寒、补益八类，熔经方、时方于一炉。张禾芬、何秀山、宓莲君等人均为清末民初浙江名医，但是今未见有著作传世，《感证辑要》保存了以上诸位名医的论述。该书是中医从业人员及中医爱好者研究外感伤寒、温热病较好的参考书。

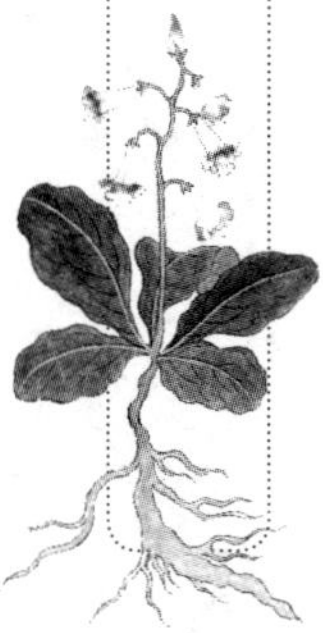

《中医非物质文化遗产临床经典读本》

编　委　会

出版者的话

中国从有文献可考的夏、商、周三代，就进入了文明的时代。中国人认为自己是炎黄的子孙，若以此推算，中国的文明史可以追溯到五千年前。中华民族崇尚自然，形成了“天人合一”的信仰，中医学就是在这种信仰的基础上产生的一种传统医学。

中医的起源可以追溯到炎帝、黄帝时期，根据考古、文献记载和传说，炎帝神农氏发明了用药物治病，黄帝轩辕氏创造脏腑经脉知识，炎帝和黄帝不仅是中华民族的始祖，也是中医的缔造者。

大约在公元前 1600 年，商代的伊尹发明了用“汤液”治病，即根据不同的证候把药物组合在一起治疗疾病，后世称这种“汤液”为“方剂”，这种治病方法一直延续到现在。由此可见，中华民族早在 3700 多年前就发明了把各种药物组合为“方剂”治疗疾病，实在令人惊叹！商代的彭祖用养生的方法防治疾病，中国人重视养生的传统至今深入民心。根据西汉司马迁《史记》的记载，春秋战国时期的秦越人扁鹊善于诊脉和针灸，西汉仓公淳于意善于辨证施治。这些世代传承积累的医药知识，到了西汉时期已蔚为大观。汉文帝下诏命刘向等一批学者整理全国的图书，整理后的图书分为六大类，即六艺、诸子、诗赋、兵书、术数、方技，方技即医学。刘向等校书，前后历时 27 年，是对中国历史文献最为壮观的结集、整理、研究，真正起到了上对古人、下对子孙后代的承前启后的作用。后之学者，欲考中国学术的源流，可以此为纲鉴。

这些记载各种医学知识的医籍，传之后世，被遵为经典。医经中的《黄帝内经》，记述了生命、疾病、诊疗、药物、针灸、养生的原理，是中医学理论体系形成的标志。这部著作流传了2000多年，到现在，仍被视为学习中医的必读之书，且早在公元7世纪，就传播到了周边一些国家和地区，近代以来，更是被翻译成多种语言，在世界许多国家广泛传播。

经方医籍中记载了大量以方治病和药物的知识，其中有《汤液经法》一书，相传是伊尹所作。东汉时期，人们把用药的知识编纂为一部著作，称《神农本草经》，其中记载了365种药物的药性、产地、采收、加工和主治等，是现代中药学的起源。中国历代政府重视对药物进行整理规范，著名的如唐代的《新修本草》、宋代的《证类本草》，到了明代，著名医学家李时珍历经30余年研究，编撰了《本草纲目》一书，在世界各国产生了广泛影响。

东汉时期的张仲景，对医经、经方进行总结，创造了“六经辨证”的理论方法，编撰了《伤寒杂病论》，成为中医临床学的奠基人，至今仍是指导中医临床的重要文献。这部著作早在公元700年左右就传到日本等国家和地区，一直受到重视。

西晋时期，皇甫谧将《素问》《针经》和《黄帝明堂经》进行整理，编纂了《针灸甲乙经》，系统地记录了针灸的理论与实践，成为学习针灸的经典必读之书，一直传承到现在。这部著作也被翻译成多种语言，在世界各地广泛传播。

中医学在数千年的发展历程中，创造积累了丰富的医学理论与实践经验，仅就文献而言，保存下来的中医古籍就有1万余种。中医学独特的思想与实践，在人类社会关注健康、重视保护文化多样性和非物质文化遗产的背景下，显现出更加旺盛的生命力。

中医药学与中华民族所有的知识一样，是“究天人之际”的学问，所以，中国的学者们信守着“究天人之际，通古今之变，成一家之言”的至理。《素问·著至教论篇》记载黄帝与雷公讨论医道说：“而道，上知天文，下知地理，中知人事，可以长久。以教众庶，亦不疑殆。医道论篇，可传后世，可以为宝。”这段话道出了中医学的本质。中医是医道，医道是文化、是智慧，《黄帝内经》中记载的都是医道。医道是究天人之际的学问，天不变，道亦不变，故可以长久，可以传之后世，可以为万世之宝。

医道可以长久，在医道指导下的医疗实践，也可以长久。故《黄帝内经》中的诊法、刺法可以用，《伤寒论》《金匮要略》《备急千金要方》《外台秘要》的医方今天亦可以用，《神农本草经》《证类本草》《本草纲目》的药今天仍可以用。

或许要问，时间太久了，没有发展吗？不需要创新吗？其实，求新是中华民族一贯的追求。如《礼记·大学》说：“苟日新，日日新，又日新。”清人钱大昕有一部书叫《十驾斋养新录》，他以咏芭蕉的诗句解释“养新”之义说：“芭蕉心尽展新枝，新卷新心暗已随，愿学新心养新德，长随新叶起新知。”原来新知是“养”出来的。

中华民族“和实生物，同则不继”的思想智慧，与当今国际社会提出的保护和促进文化多样性、保护人类的非物质文化遗产的需求相呼应。世界卫生组织 2000 年发布的《传统医学研究和评价方法指导总则》中，将“传统医学”定义为“在维护健康以及预防、诊断、改善或治疗身心疾病方面使用的各种以不同文化所特有的理论、信仰和经验为基础的知识、技能和实践的总和”，点明了文化是传统医学的根基。习近平总书记深刻指出:“中医药学是中国古代科学的瑰宝,也是打开中华文明宝库的钥匙。”这套丛书的整理出版,也是为了打磨好中医药学这把钥匙,以期打开中华文明这个宝库。

希望这套书的再版,能够带您回归经典,重温中医智慧,获得启示,增添助力!

中国医药科技出版社

2019年6月

校注说明

《感证辑要》为清末民初严鸿志所著。严鸿志，字痴孙，浙江慈溪人。著有《感证辑要》《女科证治约旨》《女科精华》《女科医案选粹》《金匮广义》等。其中《感证辑要》《女科证治约旨》《女科精华》《女科医案选粹》是以合刻的形式出版，名《退思庐医书四种合刻》。

关于严鸿志的生平，未见有详细记载，仅可根据书中的内容及序文作一些推测。从书中序文所属的时间可知严氏为清末民初人。童祥春序称“余又谓痴孙家世多闻人，筱舫观察则以芦雁名，范孙太史则以四友选”。筱舫观察指严筱舫。他是李鸿章的幕僚，著名实业家，当过天津长芦盐务帮办，参与创办中国第一家银行；范孙太史指严修。严修，字范孙，号梦扶，曾中进士，为翰林院编修。他是革新封建教育、推进教育现代化的先驱，为南开小学、中学、大学的创办人之一，被誉为“南开校父”。二人均出于浙江慈溪盐商家族。严修还为《感证辑要》作序，称“族弟痴孙茂才”，可知三人同为严氏宗族之人，严鸿志当生于盐商家族。童祥春序称“痴孙复以医学传，为本邑医会长”，可知严鸿志在当地医学界甚有名望，还曾为医学会长。

《感证辑要》共四卷。卷一为名医通论，主要选录金元及清代医家关于外感伤寒、温病辨证、鉴别、治法等多方面的论述，以清代医家为主；卷二选俞根初、刘丙生、陈修园、叶天士等人对伤寒六经证治的论述；卷三选戴麟郊、叶天士、陈平伯、俞根初、张禾芬等人对温病证治的论述；卷四辑感证方剂，分为解表、涌吐、攻里、和解、开透、清热、祛寒、补益八类，熔经方、时方于一炉。本书采集资料比较丰富，值得一提的是张禾芬、何秀山、宓莲君等人均为清末民初浙江名医，但是今未见有著作传世，《感证辑要》保存了以上诸位名医的论述，堪称珍贵。其中收录了部分内容涉及中西医结合的内容，可见，严鸿志能够接受西医学，并乐于沟通中西。

《感证辑要》有 1921 年上海千顷堂书局石印《退思庐医书四种合刻》本、1921 年宁波汲绠书庄石印《退思庐医书四种合刻》本两种版本，此后仅台湾出版过千顷堂书局影印本，简体横排本则从未出版过。此次整理以 1921 年上海千顷堂书局石印《退思庐医书四种合刻》本为底本，以清嘉庆丁卯《伤寒指掌》、清同治壬申年《广瘟疫论》、清扫叶山房刊《绛雪园古方选注》为参校本校勘而成。本书的整理原则如下：

1. 本次整理将底本中的繁体字、异体字、俗写字、书刊匠字以规范简化字律齐。不出注。

2. 古今字凡能明确其含义者，均以今字律齐，如“藏”为“脏”，“府”为“腑”等。

3. 常用的通假字予以径改，如“已”改为“以”,“於”改为“于”等。不常用的通假字注明本字本义。

4. 生僻字酌情释义。原书中明显的错字，径改。

5. 药名改为今常用规范字，如“栝蒌”改为“瓜蒌”，“杏人”改为“杏仁”等。原书中少数药名系别名，但因是常用别名，故不改动。药物剂量仍保留旧制，亦不更改新制。

6. 对于避讳字，缺笔避讳者补足笔画，不出注；其他形式的避讳，保留原貌不变，于不常见者出注解释。

7. 原书中列举的有关条文，原条文前均仅冠以“一”字，以示列举。今为使条目清晰，在条文前冠以表次序的“一”“二”等数目词。

8. 原书中以“右”字代表前文者，一律改为“上”字。

9. 原文中“症”“证”的用法与今通行的“症”“证”的用法不同，为保持原貌，未作改动。

由于本人水平有限，敬请同道不吝指正。

校注者

2009 年 9 月

退思庐医书四种合刻·序一

余于医学，未尝问津，而所持之见，凡数变。年二十时，侍先大夫疾，历时七阅月，更南北医数十人，言人人殊，无所适从，则深以不知医为恨，谓医之为理赜[①]也。先大夫既不起，前此诸医，互相归咎，咎卒无所归，归之命运，则又叹医之为道至危，其为祸也至酷，于是笃信古人不药得中医之言。及近人曲园俞氏[②]，非医之论如是者有年。中年馆京师，亡友陈君奉周，陶君仲铭，先后馆吾家，教子弟读，二君皆深于医而兼通西学，所论皆深妙切理，使人解颐，其医人也应手辄效，则又以为习医者，必沟通中西，然后可谓之能事也。族弟痴孙茂才，临证二十余年，既以经验所得，笔之于书，又兼采东西国名论，以资旁证，比录所著书目，及自为序言，邮寄示余，且属[③]余序其端。昔我慈湖柯韵伯著《来苏集》，注《伤寒论》，饷遗来学，厥功甚巨，按诸进化之理，一切学术后出愈精，今痴孙沟通中西益深益博，必有发前人所未发者，其饷遗于人，不尤多欤。余虽为门外汉，固亦乐观其成也。

辛酉初春严修谨识

① 赜：幽深玄妙。《易》："圣人有以见天下之赜。"

② 俞氏：指清代朴学大师俞樾，他被认为是中国近代第一个提出废除中医的人。

③ 属：通"嘱"，托付，请托。《左传·隐公三年》："召大司马孔父而属殇公焉。"

退思庐医书四种合刻·序二

吾友严君痴孙，近年著医书四种：曰《感证辑要》四卷、曰《女科精华》三卷、曰《女科医案选粹》四卷、曰《女科证治约旨》四卷，将刊以问世，征序于余。余窃维近世医士，好读王潜斋《温热经纬》，海内外几家喻而户祝之。然王氏此书详温热，而未及他证，痴孙《感证辑要》则兼及他证，足补王氏所未备，相辅而行，如骖之靳，无遗憾已。古无所谓女科也，自张仲景《金匮要略》有妇人一门，而女科有专名。医学莫如金元，金元之大家莫如刘张朱李，然皆各自著书数十百卷，初无所谓女科专书，至明·王肯堂氏始辑《女科准绳》，略称大观。然抄袭成方，鲜有发明。及故清开国初年，而逸民傅青主氏，天挺人豪，穷而隐于医，独撰女科一书，不依傍古人，而引证立方，若与《内经》《难经》诸古书相吻合，浩浩乎有魁奇诡谲之概，神出鬼没，莫可端倪。此殆以医学游戏人间者，非可以拘墟之见论也。往时沈尧封则有《女科辑要》，陈修园则有《女科要旨》，学者宗之，颇称完善。讵至近日，而江湖女科翻纷然起，往往谓先世传授秘方，假名神仙，悬壶市上，托于老媪《头颅经》之所为，庸者惑焉，智者忧焉。我友痴孙，乃于经史诵读之暇，以其余力辑著女科三种，荟萃前说，撷掇精华，已隐括女科大纲，又复录医案，以选其粹、采古方，以约其旨。分而观之，耀若赤水之元珠，合而读之，灿若铁网之珊瑚，洋洋乎如百川之朝宗于海而莫之或遏。

瘕者、瘘者、痛者、痈者、崩漏者、带下者、血上溢者、子淋者、子痫者、子悬者、子泻者、胎前似劳似风者、产后似温热者，一开卷而如遇其证，如得其治，恍若绘千百妇女琐屑怪异之病状于一室而施之刀圭，信奇书矣。大凡天下事，惟专精而无外慕者，方能传世行于后，痴孙于医书，若嗜欲，朝而稽，夕而抄，医书之外，无他好焉，久之功候纯熟，左右逢源，故全活无数，而女科为最。养叔治射，庖丁治牛，师旷治音声，僚之于丸，秋之于奕，伯伦之于酒，旭之于书，甫之于诗乐之终身不倦，亦如是而已，何况于医？余又谓痴孙家世多闻人，筱舫观察则以芦雁名，范孙太史则以四友选，而痴孙复以医学传，为本邑医会长，诚后先相望，况郎君柳村昆季，醉心商战，趋时而佐圜法，为国家效力，轻裘肥马，大启门楣。徐灵胎有言：名医之家，不惟富贵寿考，而且子孙济美，其殆谓然乎？其殆谓然乎？余故为广其意而告之。

中华民国十年辛酉仲春月同邑愚弟童祥春拜撰

序

严君痴孙，余之深交也。居恒博览载籍，富于学识，经史外，喜究岐黄，抱济世之婆心，精活人之仁术，而于六淫感证，尤特加意。诚有鉴于病之最关重要者，莫感证若，刀圭辄施，安危立判，非若内伤诸候，得以从容商治也。惟是感证之精要，虽代有发明，奈散见于各家，鲜荟萃于一书，此吾友痴孙所以有《感证辑要》之著也。书成，嘱余鉴定，余愧学识谫陋[①]，未能洞烛犀照，惟回环雒诵[②]，觉感证应有之要点，选精拔萃，悉已毕备，其有功于感证也，岂浅鲜哉？虽曰述而不作，然非敏而好学，胸有卓见，由博返约者，能乎？付梓公世，诚堪作感证之龟鉴，指后学之南针，昭示来兹，以垂不朽矣。爰叙数语，聊附骥尾，若云鉴定，则吾岂敢。

民国九年岁次庚申孟春月同邑张国华生甫谨识

① 谫陋：浅薄。《史记·李斯列传》：“能薄而材谫。”

② 雒诵：反复诵读。雒，通“络”。清·李慈铭《越缦堂读书记》：“迴翔雒诵，不能舍去。”

退思庐感证辑要编辑缘起

昔张仲景著《伤寒论》一书，不独为伤寒言也。凡风寒暑湿燥火，六淫感证，莫不概括其中。大经大法，垂教后世，端在乎是。乃学者不察，往往拘泥“伤寒”二字，以为《伤寒论》只论伤寒，而与六淫外感，渺不相及。噫！此不善读《伤寒论》之过也。镇邑胡子镜如，司养正学校，教铎有年，平时喜研究岐黄学，而尤以伤寒为感证中之特证。《伤寒论》为医籍中之要书，非洞澈其理，断难升堂入室，故质疑问难，不嫌求详。余曰：惜余有一书，专论感证，因事冗而未辑成，使此书成而先读之。然后再进而求圣经贤传，不啻[①]事半功倍，向往较易。胡子闻言，欣然愿任手录，促余成之。于是余不得已将旧辑之稿，重行续纂，不三月而书成，名曰《感证辑要》，计分四卷。胡子读之，以为此书可作读《伤寒》之先导，劝付剞劂[②]，以供同好，余既不获辞，为述缘起如是。

中华民国八年岁次己未十二月

---

① 啻：但；仅；止。《书·秦誓》：“其心好之，不啻若自其口出。”孔颖达疏：“其心爱之，言甚于口，言其爱之至也。”

② 剞劂：雕版；亦指书籍。韩愈《送文畅师北游》诗：“先生閟穷巷，未得窥剞劂。”

目录

卷一

卷二

卷三

卷四

卷　一

慈溪　严鸿志痴孙　纂辑

后学镇海胡修鉴镜如　校字

名医通论

伤寒无日传一经之理

吴坤安曰：按伤寒断无日传一经之理，仲景既无明文，其说始于误解经义。《素问·热病篇》云：伤寒，一日巨阳受之，故头项痛，腰背强；二日阳明受之，故身热目痛鼻干，不得眠；三日少阳受之，故胸胁痛而耳聋。此言三阳受邪发病之期，有浅深先后之次序，非谓传经之日期也。故下文云：七日巨阳病衰，头痛少愈；八日阳明病衰，身热少愈；九日少阳病衰，耳聋微闻。此言病之向愈，大约以七日为期，以七日始行尽本经也。故太阳病至七日始衰，而头痛少愈，则六日内在本经，非传至厥阴明矣。注疏者以六日为传经已尽，以七日巨阳病衰，为再传经释之，致后人皆以日传一经为常例，不知六气之伤人无常，或入于阳，或入于阴。《灵枢》云：中于面，则下阳明；中于项，则下太阳；中于颊，则下少阳。以此可知三阳各自受邪，非必从太阳传入也，则太阳受病一日发，阳明受病二日发，其义显然。故伤寒非必始太阳而终厥阴，亦非一经独病相传，大抵今之伤寒，无不兼经而病，即古人所称合病、并病之症，后学不解此旨，而欲拘拘于六经传次，印证今病，宜无一症合其式矣。

读《伤寒论》法

王朴庄曰：本论凡冠以其经病者，指即病之中风伤寒也，但冠以“伤寒”二字，则温病、热病、湿病也，称合病者，亦温热湿之病也。

伤寒统六气而论

王朴庄曰：《难经》伤寒有五，曰中风，曰伤寒，曰温病，曰热病，曰湿病。中风者，中于冬之寒风也；伤寒者，即病于冬者也。春变温病，夏变热病，长夏变湿病，河间所说。正因病之皆本于寒，故以六经赅而论之，非谓《伤寒论》中桂、麻、姜、附诸方，可通治春夏秋三时之外感，如喻嘉言之邪说也。

经气传行由内达外

张令韶曰：《经》云：太阳根于至阴，是太阳之气，由至阴而上于胸膈，由胸膈而出于肌腠，由肌腠而达于皮毛，外行于三阳，内行于三阴，气从此而出入，邪亦从此而出入，知正气之出入如此，则邪气之出入亦如此。所以伤寒言邪即言正，而言正即可以识邪。可知论中经气传行，及一日、二日、三日、五六日等，皆是眼目。

读《伤寒论》法

柯韵伯曰：按仲景自序言：作《伤寒杂病论》合十六卷，则伤寒杂病，未尝分两书也。凡条中不冠伤寒者，即与杂病同义，如太阳之头项强痛，阳明之胃实，少阳之口苦、咽干、目眩，太阴之腹满、吐利，少阴之欲寐，厥阴之消渴、气上冲心等症。是六症之为病，不是六经之伤寒，乃是六经分司诸病之提纲，非专为伤寒一症立法也。

六经之为病有六症之提纲

程郊倩云：六经之为病，仲景各有提纲。太阳以脉浮、头痛、项强、恶寒八字提纲；阳明以胃家实三字提纲；少阳以口苦、咽干、目眩六字提纲；太阴以腹满而吐，食不下，利自益甚，时腹自痛，若下之必胸下结硬二十三字提纲；少阴以脉微细、但欲寐六字提纲；厥阴以消渴，气上冲心，心中疼热，饥而不欲食，食则吐蛔，下之利不止二十四字提纲。以提纲为主，参以论中兼见之症，斯无遁情矣。

审六经病情法

程郊倩云：仲景六经条中，不但从脉证上认病，要人兼审及病情，故太阳曰恶寒，阳明曰恶热，少阳曰喜呕，太阴曰食不下，少阴曰但欲寐，厥阴曰不欲食，凡此皆病情也。

六经风寒之区别

柯韵伯曰：太阳以恶风、恶寒别风寒，阳明以能食、不能食别风寒，太阴以四肢烦温别风寒，是最宜着眼。少阳为半表半里，又属风脏，故伤寒中风互称，少阴、厥阴则但有欲愈脉，无未愈症，惜哉！

三阴三阳发热之差别

柯韵伯曰：太阳为先天之巨阳，其发热于营卫，故一身手足壮热；阳明乃太少两阳合明，其发热于肌肉，故蒸蒸发热；少阳为半表半里之阳，其发热于腠理，时开时阖，故往来寒热。此三阳发热之差别也。太阴为至阴，无热可发，因为胃行津液，以灌四旁，故得主四肢。而发热于手足，所以太阴伤寒，手足自温，太阴中风，四肢烦疼耳。少阴为封蛰之本，若少阴不藏，则坎阳无蔽，故有始受风寒，而脉沉发热者，或始无表热，八九日来，热入膀胱，致一身手足尽热者。厥阴当两阴交尽，一阳初，生其伤寒也，有从阴而先厥后热者，有从阳而先热后厥者，或阳进而热多厥少，或阳退而热少厥多，或阴阳和而厥与热相应者，是三阴发热之差别也。

传经直中寒热皆有

陈修园曰：宋元以后医书，皆谓邪从三阳传入，俱是热症，惟有下之一法。论中四逆、白通、理中等方，俱为直中立法。何以谓之直中？谓不从三阳传入，径入三阴之脏。惟有温之一法。凡传经俱为热症，寒邪有直中而无传经，数百年来相沿之说也。余亦深信其然，及临症之久，则以为不然。“直中”二字，《伤寒论》虽无明文，而直中之病则有之。有初病即见三阴寒症者，即宜大温之；有初病即见三阴热症者，即宜大凉之，大下之，是寒热俱有直中也。但谓直中皆为寒症者，非也；有谓递次传入三阴尽无寒症者，亦非也。盖寒热二气，盛则从化，余揆其故则有二：一从病体而分，一从误药而变。何则？人之形有厚薄，气有盛衰，脏有寒热，所受之邪，每从其人之脏气而为热化、寒化。今试譬之于酒，酒取诸水泉，寒物也，酒酿以曲药，热物也。阳脏之人，过饮之不觉其寒，第觉其热，热性迅发，则吐血、面疮诸热症作矣；阴脏之人，过饮之不觉其热，第觉其寒，寒性凝滞则停饮、腹胀、泄泻诸寒症作矣，知此愈知寒热之化，由病人之体而分也。何谓误药而变？凡汗下失宜，过之则伤正而虚其阳，不及则热炽而伤其阴。虚其阳，则从少阴阴化之症多，以太阳、少阴相表里也；伤其阴，则从阳明阳化之症多，以太阳、阳明递相传也。所谓寒化、热化，由误治而变者此也，至云寒邪不相传，更为不经之说。仲景云：下利腹胀满，身体疼痛者，先温其里，乃攻其表，温里宜四逆汤，攻表宜桂枝汤主之。此三阳阳邪传入三阴，邪从阴化之寒症也；如少阴症，下利，白通汤主之。此太阴寒邪传入少阴之寒症也；如下利清谷，里寒外热，汗出而厥者，通脉四逆汤主之。此少阴寒邪传入厥阴之寒症也。谁谓阴不相传，无阳从阴化之理乎？

运气标本歌

张子和运气标本歌曰：少阳从本为相火，太阴从本为湿土，阳明从中随湿化，厥阴从中亦随火。太阳少阴从标本，阴阳二气相包裹。风从火断汗之宜，燥与湿兼下之可。万病能将火湿分，撤开轩岐无缝锁。

六经皆有中风

王朴庄曰：寒气必先伤太阳，以太阳主外，为肤表之第一层，余五经不由太阳，无能飞渡也。若一起即见别经为病者，皆是中风。《内经》云：腠理开而中于邪，中面则下阳明，中项则下太阳，中颊则下少阳，其中于膺背两胁，亦中其经。中阴者当从臂胻[①]始，邪入阴经，其脏气实而不能容，故还之于腑，是故中阳则溜于经，中阴则溜于腑。所谓邪者，风也，《内经》统八风言之。本论但言觱发[②]之风，风中挟寒，中于六经之部位，即各有六经之中风也。

---

① 胻：脚胫。《史记·龟策列传》："壮士斩其胻。"《素问·刺热》："肾热病者，先腰痛胻痠。"

② 觱发：风寒冷。《诗·豳风·七月》："一之日觱发。"

中阴溜腑中阳溜经之义

陈修园曰：《灵枢·本脏》篇云：三焦膀胱者，腠理毫毛其应，是太阳主通体之毫毛，而为肤表第一层，故必首伤太阳也。然亦有不从太阳，而竟至阳明、少阳以及三阴者。张令韶注云：此又值三阴三阳所主之部位而受之也。《灵枢·病形》篇云：中于面则下阳明，中于项则下太阳，中于颊则下少阳，其中于膺背两胁，亦中其经。又曰：中于阴者，当从臂胻始。此皆不必拘于首伤太阳者也。柯韵伯曰：本论太阳受邪，有中项中背之别，中项则头痛项强，中背则背强几几也；阳明有中面、中膺之别，中面则目痛鼻干，中膺则胸中痞硬也；少阳有中颊中胁之别，中颊则口苦咽干，中胁则胁下痞硬也。此岐伯中阳溜经之义。其云邪中于阴从胻臂始，奈何？谓自经及脏，脏气实而不能容，则邪还于腑，故本论三阴皆有自利症，是寒邪还腑也。三阴皆有可下经，是热邪还腑也，此岐伯中阴溜腑之义也。

治六经为病方法

柯韵伯曰：六经各有提纲，则因用各有方法。如太阳之提纲主表，法当汗解，而表有虚实不同，故立桂枝、麻黄二法；阳明提纲主胃实，法当下解，而实有微甚，故分大、小承气；少阳提纲有口苦、咽干、目眩等证，法当清火，而火有虚实，若邪在半表，则制小柴胡以解虚火之游行，大柴胡以解相火之热结。此治少阳寒热往来之二法也。若邪入心腹之半里，则有半夏泻心、黄连、黄芩等剂。叔和搜采仲景旧论，于少阳、太阴二经，不录一方，因不知少阳证，故不知少阳方耳。余著《论翼》，故将大小柴胡汤、柴胡桂枝干姜汤、柴胡桂枝汤、柴胡加龙骨牡蛎汤、黄连汤、黄芩汤，皆移入内。

治伤寒发汗五法、利水三法

柯韵伯曰：发汗利水，是治太阳两大法门。发汗分形层之次第，利水定三焦之浅深，故发汗有五法：麻黄汤汗在皮肤，乃外感之寒气；桂枝汤汗在经络，乃血脉之精气；葛根汤汗在肌肤，乃津液之清气；大青龙汗在胸中，乃内扰之阳气；小青龙汗在心下，乃内蓄之水气。其治水有三法：干呕而咳，是水在上焦，在上者发之，小青龙是也；心下痞满，是水在中焦，中满者泻之，十枣汤是也；小便不利，是水在下焦，在下者引而竭之，五苓散是也。其他坏症、变症虽多，而大法不外是矣。

辨别风寒烦躁

柯韵伯曰：夫风为阳邪，寒为阴邪，虽皆因于时气之寒，而各不失其阴阳之性。故伤寒轻者，全似中风，独脚挛急不是。盖腰以上为阳，而风伤于上也。中风重者，全似伤寒，而烦躁不是，盖寒邪呕而不烦，逆而不躁也。然阴阳互根，烦为阳邪，烦极致躁，躁为阴邪，躁极致烦，故中风轻者烦轻，重者烦躁。伤寒重者烦躁，轻者微烦，微烦则恶寒亦微，阳足胜微寒，故脉浮不紧。

邪所中有浅深、治法亦有差别

张志聪曰：邪之中人，必先于皮毛，次入于肌，次入于络。肺主皮毛，脾主肌，阳明主络。太阳病气在于皮毛，即内合于肺，故麻黄汤所以利肺气；在于肌，即内合于脾，故桂枝汤、越脾汤所以助脾气；在于络，即内合于阳明，故白虎汤所以清阳明之气。然均谓之太阳病者，以太阳为诸阳主气，皮毛肌络皆统属于太阳也。

太阳邪不外达必成里结

张钱塘曰：太阳之邪，不能从枢以外出，以致水逆于胸，而成结胸也。太阳寒水之气，内出于胸膈，外达于皮肤，从枢以外出，则有往来寒热之象；不能从枢以出，而结于胸膈有形之间，则无形寒水之气，遂结而为有形之水矣。

结胸之分别

陈修园曰：内因之水结而不散，则为结胸之症，而外因之水入于皮肤，亦有小结胸之患。若水寒实于外，阳热却于内，而又为寒实结胸。

辨别大小结胸

柯韵伯曰：结胸有轻重，二方分大小，从心下至小腹，按之石硬，而痛不可近者，为大结胸；止在心下，未及胁腹，按之则痛，未曾石硬者，为小结胸。大结胸是水结在胸腹，故脉沉紧；小结胸是痰结于心下，故脉浮滑。水结宜下，故用甘遂、葶、杏、硝、黄等下之，痰结可消，故用黄连、瓜蒌、半夏以消之。水气能结而为痰，其人之阳气重可知矣。

络伤失血

陈元蔚曰：发热无汗，则热郁于内，热极络伤，阴络伤血并冲任而出，则为吐血；阳络伤血并督脉而上，则为衄血。此督脉与太阳同起目内眦，循膂络肾，太阳之标热，借督脉作衄为出路而解也。

吐血、衄血之别

尤在泾曰：血从阴经并冲任而出者，则为吐；从阳经并督脉而出者，则为衄。故衄病皆在阳经，但春夏阳气浮，则属太阳，秋冬阳气伏，则属阳明为异耳。

衄以寒热分轻重

高士宗曰：欲辨血之轻重，须察衄之冷热。衄出觉热者，乃阳明络脉之血，轻也，治宜凉血滋阴；衄出觉冷者，乃阳明经脉之血，重也，治宜温经助阳。元犀按泻心汤即凉血之剂，黄土汤即温经之剂，但后人多用滋阴，究不若养阴引阳之为得矣。

血循经脉而出必有先见证

柯韵伯曰：太阳阳明，皆多血之经，故皆有血症。太阳脉当上行，营气逆，不循其道，反循巅而下至目内眦，假道于阳明，自鼻额而出鼻孔，故先目瞑头痛；阳明脉当下行，营气逆而不下，反循齿环唇而上循鼻外，至鼻额而入鼻，故先口燥鼻干。异源而同流者，以阳明脉起于鼻之交额中，旁纳太阳之脉故也。

治伤寒不可拘于日数

陈修园曰：《内经》云：太阳为开，阳明为阖，少阳为枢，太阴为开，厥阴为阖，少阴为枢。此数语，而审证治、施治之大关键。至于病发何经，或始终只在一经，或转属他经，或与他经合病并病，各经自有各经之的证可验，原不可以日数拘。而一日太阳，至六日厥阴之数，周而复始，谓之经气，其日数一定不移。医者先审出那一经之病证，再按各经值日之主气，定其微甚，卜其生死，乘其所值之经气而救治之，此论中之大旨。其一日、二日、八九日、十余日等字，皆是眼目，不可只作闲字读也。

少阴病须得阳气可治

陈元犀曰：少阴阴寒为病，得太阳之标阳可治，得君火之本热可治；下焦之生气上升可治，中焦之土气自和可治。四者全无，故为难治。

伤寒厥热多误解

陈修园曰：《厥阴篇》厥深热亦深，厥微热亦微，犹言寒重则发热亦重，寒轻则发热亦轻。注家皆以“热”字作“伏热”解，遂令《厥阴篇》有热无寒矣。

头痛各有不同

柯韵伯曰：头项主一身之表，太阳经络营于头，会于项，故头连项而强痛，与阳明头额痛，少阳头角痛，少间矣。

附：太阳救误变症方法

太阳症，脉弱有汗，及少阴症，误服大青龙汤，筋惕肉瞤，汗出亡阳者，用真武汤以救之。

吐下后，气冲而眩，或大汗后，身振振者，宜茯苓桂枝白术甘草汤。

服发汗药，汗出而渴者，五苓散主之；汗出而不渴者，茯苓甘草汤主之。

发汗后，反恶寒，因汗多而亡阳也。恶寒而厥，宜四逆汤；恶寒而不厥，宜芍药甘草附子汤。若阳盛于内，误服桂枝汤汗出而烦甚者，宜白虎加人参汤。

伤寒脉浮，以火迫劫，亡阳惊狂，宜桂枝去芍药加蜀漆龙骨牡蛎汤。

火逆下之，因烧针烦躁，宜桂枝甘草龙骨牡蛎汤。

太阳外症未除，而数下之，遂协热而利，利不止，心下痞硬，表里不解，宜桂枝人参汤。

又有阳气太重，虽服表药，不能作汗，宜少与调胃承气下之，则汗出而解矣。本论云：伤寒不大便六七日，头痛有热者，宜调胃承气汤是也。

太阳误下，而伤其上焦之阳，阳气既伤，则风寒之邪乘虚而入，上结于胸而硬痛，不按而自痛者，宜大陷胸汤；按而始痛者，宜小陷胸汤。

有表邪未解，而未尽之邪，则为水饮。心下痞硬满，引胁下痛，干呕气短，汗出不恶寒者，以十枣汤主之。

又有误用冷水潠灌，以致肉上粟起，意欲饮水反不渴者，宜文蛤散。寒实结胸，宜三物白散。

结胸者，结于胸前也；痞者，心下满塞不舒也。阳症心下痞，余处无汗，惟心下有汗，按之沾濡于手，脉关上浮者，以大黄黄连泻心汤主之。

若恶寒已罢，因痞而复恶寒，初无汗出，因痞而反汗出，是寒热相搏而成痞，以附子泻心汤主之；如汗虽出，而水气未散，以致心下痞硬干噫食臭，胁下有水气，腹中雷鸣下利者，以生姜泻心汤主之。

又有脏结症，本论云：如结胸状，饮食如故，时时下利，寸脉浮，关小细沉紧，名曰脏结。舌上白苔滑者难治，此以小细沉紧，知阴寒之甚也。见之关部者，以关居上下二焦之界，下为脏结，上似胸结，其脉独困于中也。舌上苔白而滑者，非丹田有热，是寒水之气，浸浸乎透入心阳矣。魏念庭云：人知仲师辨结胸非脏结为论，不知仲师言外之意，正谓脏结与痞相类，而与结胸实不同。盖结胸者，阳邪也，痞与脏结，阴邪也，痞则尚有阳浮于上，脏结则上下俱无阳矣，是皆误吐误下误汗之流毒也。仲师无方法，大抵以四逆汤治之，如客邪不散，可用桂枝汤，然客邪岂能自散，则亦内阳生而逐之使散矣。

又有发汗以后，虚邪入腹作胀者，以厚朴生姜半夏人参汤主之。

又有下利后心下痞硬，泻心汤已，复以他药下之，利不止，医以理中与之，利益甚，赤石脂禹余粮汤主之。复利不止者，当利小便。

伤寒汗吐下后，心下痞硬，噫气不除者，旋覆代赭石汤主之。

此太阳救误及变症方法也。调胃承气汤以前是救误，调胃承气汤以下是变症。

辨别胃家实

柯韵伯曰：阳明为传化之腑，当更实更虚，食入胃实而肠虚，食下肠实而胃虚，若但实不虚，斯为阳明之病根矣。胃实不是阳明病，而阳明之为病，悉从胃实上得来，故以“胃家实”为阳明一经之总纲。然致实之由，最宜详审。有实于未病之先者；有实于得病之后者；有风寒外束，热不得越而实者；有汗、吐、下重亡津液而实者；有从本经热甚而实者；有从他经转属而实者。此只举其病根在实，而勿得以胃实，即为可下之症。胃实不是竟指燥屎坚硬，即对下利言，下利是胃家不实矣，故汗出解后，胃中不和而下利者，便不称阳明病。如胃中虚而不下利者，便属阳明，即初结硬后溏者，总不失为胃家实也。所以然者，阳明、太阴同处中州，而所司各别。胃司纳，故以阳明为主实；脾司输，故以太阴为主利。同一胃腑而分治如此，是二经所由分也。

阳明一经有胃气、悍气、燥气之异

张隐庵曰：阳明有胃气，有悍气，有燥气。胃气者，柔和之气也；悍气者，慓悍滑利，走足阳明者也；燥气者，燥金之气也。病在悍气者，可攻；病在燥气者，可攻；病在胃气者，不可攻；病在燥气而胃气虚者，亦不可攻。

胃家实未必即为可攻症

柯韵伯曰：阳明证，历举治法，脉迟不可攻，心下满不可攻，呕多不可攻，小便自利与小便数少不可攻。总见胃家实，不是可攻症。

木土贵平

张隐庵曰：经云“食入于胃，散精于肝”，又土得木而疏，阳明土胜，少阳木屈，则为顽土，故木不可太胜，土亦不可太旺，平则治，偏则病也。

发黄之异

张隐庵曰：太阳之发黄，乃太阳之标热，下合太阴之湿气；阳明之发黄，亦阳明之燥火热，内合太阴之湿化。若止病本气，而不合太阴，俱不发黄。故曰：太阴者，身当发黄，若小便自利者，不能发黄也。

哕不可概作败绝证

柯韵伯曰：夫伤寒至哕，非中土败绝，即胃中寒冷。然亦有表里不通，气不得下泄，反上逆而为哕者。

少阳证和解法

陈平伯云：少阳一经，居半表半里之界，凡伤寒在经之邪，由阳入阴者，每从兹传入，名曰阳枢。不离半表，而仍不主乎表，故不可发汗；不离半里，而又不主乎里，故不可吐下。惟小柴胡和解一法，为本经的对之方，然病机有偏表偏里之殊，即治法有从阴从阳之异，所以麻、桂、承气无加减，而小柴胡汤不可无加减也。总之往来寒热，为本经所必有之证，故柴胡一味为本方所不减之药，其余则出入加减，随症而施。

耳聋分正虚邪盛

周宗超曰：正气虚之耳聋与少阳邪盛之耳聋，分别在手自冒心。

饮水问小便察其水饮

柯韵伯曰：见其饮水，即问其小便，小便利则水结上焦，不能如雾，故心下悸可必；小便少，则水蓄下焦，不能如渎，故里急可必。火用不宣，致水停心下而为悸；水用不宣，致水结膀胱而里急也。此望问法也。

汗吐下火逆之误

柯韵伯曰：太阳病，若误汗，则有遂漏不止、心下悸、脐下悸等症；妄吐，则有饥不能食、朝食暮吐、不欲近衣等症；妄下，则有结胸痞硬、协热下利、胀满清谷等症；火逆，则有发黄圊血、亡阳奔豚等症。

少阴无承气证非定论

柯韵伯曰：三阳惟少阳无承气证，三阴惟少阴有承气证。盖少阳为阳枢，阳精虚，邪便入于阴，故不可妄下，以虚其阳。少阴为阴枢，阳有余，邪便伤其阴，故宜急下以存其阴。且少阳属木，邪在少阳，惟畏其克土，故无下证。少阴主水，邪在少阴，更畏有土制，故当急下。盖真阴不可虚，阳强不可纵也。

太阴厥阴之呕吐

柯韵伯曰：太阴厥阴，皆以里证为提纲。太阴主寒，厥阴主热，太阴为阴中之至阴，厥阴为阴中之阳也。太阴腹满而吐，食不下，厥阴饥不欲食，食则吐蛔。同是不能食，而太阴则满，厥阴则饥；同是一吐，而太阴吐食，厥阴吐蛔，此又主脾主肝之别也。太阴病则气下陷，故腹时痛而自利，厥阴病则气上逆，故心疼热而消渴，此湿土风木之殊也。太阴主开，本自利，而下之，则开折，胸下结硬者，开折反阖也。厥阴主合，气上逆而下之，则阖折，利不止者，阖折反开也。

太阴、阳明二经受邪之异

沈尧封曰：太阴、阳明俱属土，同主中州，病则先形诸腹。阳明为阳土，阳道实，故病则胃家实，而非满也。太阴为阴土，阴道虚，故病则腹满，而不能实也。凡风、燥、热三阳邪犯阳明，寒与湿二阴邪犯太阴，阳邪犯阳，则能食而不呕，阴邪犯阴，则不能食而吐，阳邪犯阳，则不大便，阴邪犯阴，则自利，证俱相反可认。若误下则胃中空虚，客气动膈，在阳邪则懊侬而烦，在阴邪则胸下结硬。倘再误攻，必致利不止而死，此太阴病之提纲也。凡称太阴，俱指腹满言。

阳枢、阴枢专方各有加减

陈修园曰：少阳为阳枢，此小柴胡汤为转阳枢之专方；少阴为阴枢，四逆散为转阴枢之专方。两方均有加减，其加减处当细细寻译。凡少阴下利，俱属下焦虚寒，然亦有脾不转输，水津不布而利者。

脏邪还腑宜和解

张隐庵曰：厥阴与少阳为表里，邪在厥阴，惟恐其厥逆下利。若见呕而发热，是脏邪还腑，自阴出阳，无阴邪变逆之患矣，故当从少阳法，用小柴胡汤治之。

汗出当风湿留肌腠

钱天来云：病因汗出当风，夫汗出则腠理开，当风则风乘腠理矣。风邪既入，汗不得出，以离经之汗液，既不得外出皮毛，又不能内返经络，留于肌腠而为湿，此即人身汗液之湿也。其或暑汗当出之时，伤于纳凉太过，使欲出之汗不得外泄，留着肌腠而为病，与汗出当风无异也。《金匮》用麻黄杏仁薏苡甘草汤。

按：此条汗出当风，与纳凉使汗欲出不出，停留肌腠无异，即此可悟浴身多，则水留肌腠，发为痁疾湿热也。

邪未入脏腑均可用桂、麻

王朴庄曰：邪之未入于脏腑，不论传至何经，仍不外乎桂、麻。所以阳明仍有桂枝汤、麻黄汤，少阳有柴胡加桂枝汤，太阴有桂枝汤、桂枝加大黄汤，少阴有麻黄附子细辛汤、麻黄附子甘草汤，厥阴有当归四逆汤，皆未入脏腑之治。至于入腑则有下法，入脏则有温法，以此读《伤寒论》，头头皆道，此旨惟黄研农明之。

伤寒诸方法

柯韵伯曰：本论凡曰“麻黄汤主之”、“桂枝汤主之”者，定法也。服桂枝不解仍与桂枝，汗解后复烦，更用桂枝者，活法也。服麻黄复烦者，可更用桂枝，用桂枝更烦者，不得更用麻黄，且麻黄脉证，但可用桂枝更汗，不可先用桂枝发汗，此又活法中定法矣。

治下后喘汗法

张令韶曰：下后发喘汗出，乃天气不降，地气不升之危症，宜用人参、四逆辈。仲景用葛根黄连黄芩汤，系重在病人表未解也。

麻黄证着眼处

柯韵伯曰：麻黄八症，头痛、发热、恶风，同桂枝证，无汗、身疼，同大青龙症，本症重在发热、身疼、无汗而喘。

服大青龙、麻黄各汤烦躁之异

柯韵伯曰：服大青龙汤，烦躁在未汗之先；服麻黄汤，烦躁在发汗之后。一为阳盛，一为阴虚，阴虚则阳无所附，宜白虎加人参汤，若用附、桂以回阳，其不杀人者，鲜矣。

保存津液四言歌诀

喻嘉言曰：胃藏津液，水谷之海，内充脏腑，外灌形骸。津多脉盛，津少脉衰，津结病至，津竭祸来。脉见微弱，宜先建中，汗则津越，下则津空。津耗脉和，不可妄攻，小便渐减，大便自通。阳明内实，急下救焚，少缓须臾，津液无存。阳明似实，少用调承，驱热存津，此法若神。肾中真阳，阴精所藏，胃中真阳，津液所胎。津枯精盛，洌泉可溉，阴精衰薄，瓶罄[1]罍哀。何谓结阴，无阳脉阖，何谓代阴，无阳脉夺。经揭无阳，津液所括，较彼亡阳，天地悬阔。

暍、暑命名之别

陆九芝曰：暍，即暑也，变暑言暍者，以暑病属诸伏寒，至夏至后发病之名，故曰中暍，使不相混，此仲师法也。

少阴经急下三证

柯韵伯曰：少阴急下三证：一属传经热邪亢极，一属热邪转入胃腑，一属湿热发自少阴。皆刻不容缓之证，故当急救欲绝之肾水，与阳明急下三法同源异派。

附：《伤寒论》跋

魏念庭曰：六经既叙，仍得而彙言之。先言表里之义：三阳固为表，而太阳非表之表乎？少阳非表中之半表里乎？三阴固为里，而太阴非里之表乎？少阴非里之半表里乎？厥阴非里之里乎？再言经与脏腑之表里：太阳经与膀胱也，阳明经与胃也，少阳经与胆腑也，非表中之表里乎？太阴经与脾脏也，少

① 罄：器中空。《诗·小雅·蓼莪》："瓶之罄矣。"引申为尽、完。如：罄其所有。

阴经与肾脏也，厥阴经与肝脏也，非里中之表里乎？表里之义得，而汗下之法可明矣。在表俱可汗，是阴经可汗也；在里俱可下，是阳经可下也。请再言其升降之义：人之一身，胸膈居上，心居中之上，腹居中之下，少腹更在下。邪在上则越之可也，邪在上之中则泻之可也，邪在中之下下之可也，邪在下泄之可也。越者，升而散之也；泻者，徐而滋之也；下者，攻而除之也；泄者，就势而推致之也。故除发汗解肌，治表之外，又有泻心诸方，以泻中上之邪；有承气诸方，以下中下之邪；有抵当等汤，以泄少腹在下之邪；外有和解一方，以治半表半里之邪。皆审邪之所在，顺邪之性而治之也，俱不外升降之义也。请再言寒热虚实之辨：正实则邪必虚，正虚则邪必实，其常也；正虚而邪亦虚，正实而邪亦实，其变也。治其邪实，而必不妨于正，治其正虚，而必无助乎邪，方为善治也。热则脉症俱热，寒则脉经俱寒，其真也；热而脉症似寒，寒而脉症似热，其假也。治其热必兼顾其阳，治其寒而必兼顾其阴，方为妙法也。其间有寒热错杂之邪为患者，则又有寒热错杂之治，而救阴救阳之理，愈可明矣。阴盛而阳衰，必驯至有阴而无阳，此扶阳抑阴应图之于早也。阳盛而阴衰，必渐成亢阳而亡阴，此济阴和阳应识之于早也。阳无而阴不独存，阴亡而阳不孤立，相维则生，相离则死，此又阴阳不可偏胜之大纲也。明乎此，则伤寒六经之理已尽，而凡病其可引伸触类，其理无尽矣。此余之所以再为伸言也乎！

按：此跋寥寥数语，仲师之全论，已包括无遗，且能于全论中引而不发之意，一一阐出，与柯韵伯先生《论翼》不谋而合，而爽朗过之，真不厌百回读也。

申治伤寒不可犯六经之禁

喻嘉言曰：足太阳膀胱经，禁下。若下之太早，必变证百出；足阳明胃经，禁发汗、禁利小便。犯之则重损津液，脉必代结；足少阳胆经，禁汗、禁下、禁利小便。汗则犯阳明，下则犯太阳，利小便则使生发之气陷入阴中。太阳经一禁，阳明经二禁，少阳经三禁，此定禁也。至三阴经则无定禁，但非胃家实，仍禁下耳。

伤寒传化不外三途

俞根初曰：凡太阳伤寒，其邪有但传少阳、阳明而止者，有不传少阳、阳明，越传三阴者，各随其人之体质阴阳、脏腑寒热。从火化者，为热证；从水化者，为寒证；从水火合化者，则为寒热错杂之证。医者能审其阴阳盛衰、寒热虚实，为之温凉补泻于其间，对证发药，随机应变，心灵手敏，庶可以治伤寒变证矣。苟拘守朱南阳“传经为热，直中为寒”，则执一不通，活人者适以杀人，良可慨焉。

类伤寒辨

吴坤安曰：凡感四时六淫之邪，而病身热者，今人悉以伤寒名之，是伤寒者，热病之总名也。其因于寒者，自是正病，若夫因暑、因湿、因燥、因风及因六淫之杂感，或因非时之戾气，发为风温、湿温、温病、寒疫等症，皆类伤寒耳。病热虽同，所因各异，不可概以伤寒法治之，且伤寒绝少，类症尤多，苟不辨明，未免有毫厘千里之差。自霜降以后，天气寒冷，感之而即病者，伤寒也。霜降以后，当寒不寒，乃更温暖，因而衣被单薄，以致感冒而病者，冬温也。春时天道和暖，一起壮热口渴，而不恶寒者，温病也。若初春天令尚寒，冰霜未解，感寒而病者，亦伤寒也。三月以后，八月以前，天气或有暴寒，感之而病者，时行寒疫也。夏至以后，时令炎热，一起壮热、烦渴而不恶寒者，热病也。热病与中暑相似，但热病脉盛，中暑脉虚。夏月有病头痛、谵语自汗、身不甚热、两胫逆冷、四肢沉重、胸腹满而渴者，湿温也，其人常伤于湿，因而中暑，湿热相搏，故发此病。头痛身热自汗，与伤寒同，而脉尺寸俱浮，身重默默但欲眠，鼻鼾，语言难出，四肢不收者，风温也。病呕吐而腹痛泄泻，恶寒发热，或吐或利而发热者，霍乱也。身热足寒，头项强急，恶寒时头热面赤，目脉赤，独头摇，卒口噤，背反张者，痉也。太阳病，发热无汗恶寒者，为刚痉；发热汗出不恶寒者，为柔痉。太阳病，关节痛而烦，脉沉而细，此名湿痹。其候小便不利，大便反快，但当利其小便。病者一身尽痛，发热晡剧，脉浮而濡，额上微汗，不欲去衣被，或四肢浮肿，此风湿也，不可大汗。若大汗出，风去湿不去，但令微微似欲汗出者，风湿俱去也。太阳中热，暍是也，发热恶寒，身重而痛，汗出而渴，脉微弱。以上十一症，古时皆谓之伤寒。头痛、发热与伤寒同，而身不痛，右关短滑，左脉和平者，伤食也。中脘必痞闷，憎寒发热，恶风自汗，胸满，气上冲咽，不得息，与伤寒相似，而头不痛，或时痛时止，其脉紧而不大者，痰也。痰在上焦，则寸口脉沉滑，或沉伏；痰在中焦，则右关脉滑大；有气郁，则沉而滑；夹食，则短而滑。

凡脉弦滑者有痰饮，偏弦者主饮，沉弦者悬饮内痛。发热憎寒，头痛肢节痛，呕恶与伤寒相似，而痛起自脚，脚膝肿痛，两胫肿满，或枯细，大便坚者，脚气也。脉浮数，发热，洒淅恶寒，若有痛处，饮食如常者，内痈也。胸中隐隐痛，振寒脉数，咽干不渴，口中咳，时出浊唾腥臭，久而吐脓者，肺痈也。小腹重，皮急，按痛，便数如淋，久必便脓血，时时汗出，复恶寒，脉滑而数者，肠痈也。胃脘隐隐而痛，手不可近，右关脉沉细，人迎逆而盛者，胃脘痈也。烦热与伤寒相似，而脉不浮紧，头不疼，身不痛，不恶寒，或烦时则头亦痛，烦止而痛止者，虚烦也。发热如伤寒，而其人有所从高堕下，颠扑损伤，或盛怒叫呼，或强力负荷，无何而病，小便自利，口不甚渴，按胸胁脐腹间有痛处，或手不可近者，蓄血也。以上六症，古人皆谓之类伤寒。发热恶寒，脊强背直，有似痉状，耳中策策作痛者，黄耳也。发热恶寒，头痛似伤寒，而胸膈赤肿疼痛者，赤胸也。以上二症，古人皆谓之时行伤寒。

治伤寒当注重阳明

何秀山曰：伤寒六经并重，而俞根初独注重阳明者，以风寒、暑湿、湿温、温热，一经传到阳明，皆成燥火重病，其生其死不过浃辰[1]之间，即日用对病真方，尚恐不及，若仅视同他病，力求轻稳，缓缓延之，而病多有迫不及待者。俞氏善用凉泻，故能善治阳明，其实临证审病，火化水化，伤食蓄血，分析极清，故治皆合度也。

① 浃辰：古代以干支纪日，称自甲至癸一周十日为“浃日”。《国语·楚语下》：“远不过三月，近不过浃日。”韦昭注：“浃日，十日也。”

陆九芝曰：病在阳明之经，虽大不大，一用芩、连、膏、知，即能化大为小；病到阳明之腑，不危亦危，非用硝、黄、枳、朴，不能转危为安。病应下，下之安，乃为稳当，勿转认不敢下而致危者为稳当也。

四时所兼六气多少

程钟龄曰：四时六气，春兼四气，风、寒、湿、火是也；夏兼五气，风、寒、暑、湿、火是也；秋兼四气，风、寒、燥、火是也；冬兼三气，风、寒、火是也。气愈杂，治愈难，各气分见，治尚易，六气杂至，治甚难。

伤寒、温热、疫邪传入不同

何秀山曰：伤寒之邪，自表传里，里证皆表证所侵入。温热之邪，自里达表，表证皆里证所浮越。惟疫邪由膜络中道，随表里虚实，乘隙而发，不循经络传次，亦不能一发便尽。吴又可发明九传，及热结旁流，胶闭而非燥结，皆为特识。且伤寒由气分热入血分，温热由血分转出气分，故伤寒多始于太阳，温热多始自阳明，或始自少阴，此即“热归于气，或归于血”之明辨也。

寒暑各有伏气

何秀山曰：伏气有二：伤寒伏气，即春温夏热病也；伤暑伏气，即秋温、冬温病也。所伏之气不同，而受病之体质各异，故治法与伤寒、伤暑正法亦异，且邪伏既久，气血亦钝而不灵。灵其气机，清其血热，审其体质之强弱，脏性之阴阳，为治伏邪第一要义。

温热暑各伏气有兼邪

何廉臣曰：伏气温病，有兼风、兼寒、兼湿、兼毒之不同；伏气发病，有兼暑、兼湿、兼燥之不同。惟伏暑之邪，古无是说，至深秋而发者，始见于《叶氏指南》，霜未降者轻，霜既降者重，冬至尤重。然竟有伏至来春始发者，由于秋暑过酷，冬令仍温，收藏之令不行，中气因太泄而伤，邪热因中虚而伏，其绵延淹滞，较《指南》所论更甚。调治之法，则尤难。非参、芪所能托，非芩、连所能清。惟借轻清灵通之品，缓缓拨醒其气机，疏通其血络，始可十救一二，若稍一呆钝，则非火闭即气脱矣。

寒温须辨阴阳两大法门

吴鞠通曰：伤寒从毛窍而入，自下而上，始足太阳。足太阳膀胱属水，寒即水之气，同类相从，故病始于此。古来但言膀胱主表，殆未尽其义。肺者，皮毛之合也，独不在表乎？治法亦必以仲景六经次传为祖法。温病由口鼻而入，自上而下，鼻通于肺，始手太阴。太阴金也，温者火之气，风者火之母，火未有不克金者，故病始于此，必从河间三焦定论。再寒为阴邪，虽《伤寒论》中，亦言中风，此风从西北方来，乃觱发之寒风也，最善收引，阴盛必伤阳，故首郁遏太阳经中之阳气，而为头痛、身热等症。太阳，阳腑也。伤寒，阴邪也。阴盛伤人之阳也。温为阳邪，此论中亦言伤风，此风从东方来，乃解冻之温风也，最善发泄，阳盛必伤阴，故首郁遏太阴经中之阴气，而为咳嗽自汗、口渴头痛、身热尺热等症。太阴，阴脏也。温热，阳邪也。阳盛伤人之阴也。阴阳两大法门之辨，可了然于心目间矣。

寒温治法各有区别

吴鞠通曰：伤寒由毛窍而溪，溪，肉之分理之小者。由溪而谷，谷，肉之分理之大者。由谷而孙络，孙络，络之至细者。由孙络而大络，由大络而经。此经即太阳经也。始太阳，终厥阴。伤寒以足经为主，未始不关手经也。温病由口鼻而入，鼻气通于肺，口气通于胃，肺病逆传，则为心包。上焦病不治，则传中焦胃与脾也，中焦病不治，即传下焦肝与肾也。始上焦，终下焦。温病以手经为主，未始不关足经也。但初受之时，断不可以辛温发其阳耳。盖伤寒伤人身之阳，故喜辛温、甘温、苦热以救其阳，温病伤人身之阴，故喜辛凉、甘寒、甘咸以救其阴。

寒温、暑湿汗解不同

吴鞠通曰：伤寒非汗不解，最喜发汗；伤风亦非汗不解，最忌发汗，只宜解肌。此麻、桂之异其治，即异其法也。温病亦喜汗解，最忌发汗，只许辛凉解肌；辛温又不可用，妙在导邪外出，俾营卫气血调和，自然得汗，不必强责其汗也。若暑温、湿温，则又不然。暑非汗不解，可用香薷发之。发汗之后，大汗不止，仍归白虎法，固不比伤寒、伤风汗漏不止，而必欲桂、附护阳实表，亦不可屡虚其表，致令厥脱也。观古人暑门有生脉散法，其义自见。

寒温互举温言伏气

顾晓澜曰：经云“冬伤于寒，春必病温”，但寒久化热，不比伤寒，必须温散，自以清解为是。盖伤寒由外传里，仍用外解，温邪由内而发，必须内解。伤寒宜发表，有一分表症，仍宜表之，故下不嫌迟。温邪宜治里，有一分下症，即宜下之，故下不厌早。伤寒由太阳始传少阳、阳明，温邪一起，即在募原，经所谓“膻中”，即心包是也。故发热头痛虽同，而舌苔、口渴则异。吴又可达原饮虽佳，须防过燥劫阴，尚非妥法，总以清疏救液为主。夫温邪内蕴，已近心包，急用清解疏达，一到阳明，便可润下，庶不伤阴。羚羊虽清散之品，性不滋润，未能和阴；犀角则香开心窍，引邪入室，必至神昏呓语。津涸劫阴，其热益甚，又不敢急用攻下，徒求救于方诸水金汁，有何希冀耶？至牛黄清心丸、至宝丹，尤属隔靴搔痒，竟无不死之理。

伤寒戒下，温热喜下

王孟英曰：伤寒为阴邪，未尝传腑化热，最虑邪气下陷，治必升提温散，而有早下之戒。温热为阳邪，火必克金，故先犯肺。火性炎上，难得下行，若肺气清肃有权，移其邪由腑出，正是病之去路，升提胡可妄投？既云宜清泄其邪，不必专于治利矣。况有咳嗽、胸痞之兼证，岂葛根、豆卷、桔梗之所宜乎？当易以黄连、桑叶、银花。须知利不因寒，润药亦可多用，仲景以猪肤、白蜜治温病下利，喻氏《寓意草》论肺热下利最详，学者宜究心焉。

风邪寒热从化不同

章虚谷曰：风为百病之长，而无定体。如天时寒冷，则风从寒化而成伤寒，温暖则风从热化而为温病，以其同为外感，故证状相似，而邪之寒热不同，治法迥异，岂可混哉！

吴鞠通曰：风从寒化属阴，故先于足经受之，当用辛温发汗；风从热化属阳，故先于手经受之，宜用辛凉解表。

温暑伏气证状

王孟英曰：伏气温病，自里出表，乃先从血分，而后达于气分，故起病之初，往往舌润而无苔垢。但察其脉耎，而或弦或微数，口未渴，而心烦恶热，即宜投以清解营阴之药。迨邪从气分而化，苔始渐布，然后再清其气分可也。伏邪重者，初起即舌绛咽干，甚有肢冷脉伏之假象，亟宜大清阴分伏邪，继必厚腻黄浊之苔渐生。此伏邪与新邪，先后不同处。更有伏邪深沉，不能一齐外出者，虽治之得法，而苔退舌淡之后，逾一二日，舌复干绛，苔复黄燥，正如抽蕉剥茧，层出不穷，不比外感温邪，由卫及气，自营而血也。秋月伏暑证，轻浅者邪伏募原，深沉者亦多如此。苟阅历不多，未必知其曲折乃尔也。

温热有外感、有伏邪

章虚谷曰：太阳病，发热而渴，为温病。是少阴伏邪，出于太阳，以其热从内发，故渴而不恶寒。若外感温病，初起却有微恶寒者，以风邪在表也，亦不渴，以内无热也。似伤寒而实非伤寒，如辨别不清，多致误治。

外感温邪由卫气而入营血

王孟英曰：夫温热之邪，迥异风寒。其感人也，自口鼻入，先犯于肺，不从外解，则里结，而顺传于胃。胃为阳土，宜降宜通，所谓腑以通为补也。凡温病初感，发热而微恶寒者，邪在卫分，不恶寒而恶热，小便色黄，已入气分矣。凡脉数舌绛，邪入营分；若舌深绛，烦扰不寐，或夜有谵语，已入血分矣。邪在卫分，汗之宜辛凉轻解。清气热不可寒滞，反使邪不外达而内闭，则病重矣。故虽入营，犹可开达，转出气分而解。倘不如此细辨，施治动手便错矣。

辨外感温热挟湿症状

王孟英曰：热入于营，舌色必绛。风热无湿者，舌无苔，或有苔亦薄也。热兼湿者，必有浊苔而多痰也。然湿在表分者，亦无苔，其脉浮部必细涩也。

辨外感温热在阳明、少阴两经亡阳、亡阴，以决生死

尤拙吾曰：阳明津涸，舌干口燥者，不足虑也。若并亡其阳，则殆矣。少阴阳虚，汗出而厥者，不足虑也。若并亡其阴，则危矣。是以阳明燥渴，能饮冷者生，不能饮者死；少阴厥逆，舌不干者生，干者死。

温热入血室

王孟英曰：温邪热入血室有三证：如经水适来，因热邪陷入，而搏结不行者，此宜破其血结；若经水适断，而邪乃乘血舍空虚而袭之者，宜养营以清热；其邪热传营，逼血妄行，致经未当期而至者，宜清热以安营。

温证有挟风、挟湿之不同

王孟英曰：夫温者，暖也，热也，非寒之可比也。风邪外束，则曰风温；湿邪内侵，则曰湿温。纵有微寒之兼袭，不同栗冽之严威，是以发表宜辛凉不宜辛热，清里宜泄热不宜逐热。盖风不兼寒，即为风火，湿虽化热，终属阴邪。

湿热、湿温致病不同治法亦异

吴鞠通曰：温热从口鼻吸受，并无寒证，最忌辛温表散，但当认定门径，勿与伤寒混杂，再能按三焦投药，辨清气血营

卫，不失先后缓急之序，便不致误。湿温为三气杂感，浊阴弥漫，有寒有热，传变不一，全要细察兼证，辨明经络脏腑、气血阴阳，湿热二气，偏多偏少，方可论治。故论湿温方法，较温热为多。再按热证清之则愈，湿证宣之则愈。重者往往宣之未愈，待其化热而后清，清而后愈。一为阳病，一为阴病，至鲁至道，难易较然。

温病死候五条

吴鞠通曰：温病死状百端，大纲不越五条。在上焦有二：一曰肺之化源绝者死；二曰心神内闭，内闭外脱者死。在中焦亦有二：一曰阳明太实，土克水者死；二曰脾郁发黄，黄极则诸窍内闭，热浊塞窍者死。在下焦则无非热邪深入，消烁津液涸尽而死也。

温毒

吴鞠通曰：温毒者，秽浊也。凡地气之秽，未有不因少阳之气，而自能上升者。春夏地气发泄，故多有是证；秋冬地气间有不藏之时，亦或有是证；人身之少阴素虚，不能上济少阳，少阳升腾莫制，亦多成是证；小儿纯阳火多，阴未充长，亦多有是证。其证之发现，咽痛喉肿，耳前后肿，颊肿，面正赤，或喉不痛，但外肿甚，则耳聋，俗名大头温、虾蟆温者。又神昏谵语者，皆为温毒之候。

温热燥证宜保津液

吴鞠通曰：夫春温、夏热、秋燥，所伤皆阴液也。苟能时时预护，处处提防，岂复有精竭人亡之虑。伤寒所伤者，阳气也，诚能保护得法，自无寒化热而伤阴，水负火而难救之虞。即使有受伤处，临证者知何者当护阳，何者当救阴，何者当先护阳，何者当先救阴，因端竟委，可备知终始，而超妙道之神。

斑疹由气血两燔而发

王孟英曰：斑从肌肉而出属胃，疹从血络而出属经。黑而光亮者，元气犹充；黑暗，则元气败矣。四旁赤色，其气血尚活，故可透发也。斑疹夹杂经胃之热，各随其部而外泄。热邪入胃，本属气分，见斑则邪属于血者多矣；疹从血络而出，本属血分，然邪由气而闭其血，方成疹也，必当两清气血以为治也。既出而反神昏，则正不胜邪而死矣。

风温与湿热不解最易发斑疹

王孟英曰：风温本留肺胃，若太阴旧有伏湿、风热之邪，与湿热相合，流连不解，日数虽多，仍留气分，由肌肉而外达皮毛，发为白疹。盖风邪与阳明营热相并则发斑，与太阴湿邪相合则发疹也。又有病久中虚，气分大亏，而发白疹者，必脉微弱，而气倦怯，多成死候，不可不知。

湿热蒸郁每发白㾦

王孟英曰：湿热之邪，郁于气分，失于轻清开泄，幸不传及他经，而从卫分发白㾦者，治当清其气分之余邪。邪若久郁，虽化白㾦，气液随之以泄，故宜甘濡以补之。苟色白如枯骨者，虽补以甘药，亦恐不及也。

辨痰之法

何西池曰：辨痰之法，古人以黄稠为热，稀白为寒，此特言其大概，而不可泥也。以外感言之，伤风咳嗽，痰随嗽出，频嗽而多，色皆稀白，误作寒治，多致困顿。盖火盛壅逼，频咳频出，停留不久，故未至黄稠耳。迨火衰气平，咳嗽渐息，痰之出者，半日一口，反黄而稠，缘火不上壅，痰得久留，受其煎炼使然耳。故黄稠之痰，火气尚缓而微；稀白之痰，火气反急而盛也。此皆当用辛凉解散，而不宜于温热者，推之内伤亦然。孰谓稀白之痰，必属于寒哉？

太阴、阳明之表受邪湿热居多

薛生白曰：湿热之邪，从表伤者十之一二，由口鼻入者十之八九。阳明为水谷之海，太阴为湿土之脏，故多阳明、太阴受病。太阴之表，四肢也，阳明也；阳明之表，肌肉也，胸中也。故胸痞为湿热必有之证，四肢倦怠，肌肉烦痛，亦必并见。

湿邪从募原而入

薛生白曰：募原者，外通肌肉，内近胃腑，即三焦之门户，实一身之半表半里也。邪由上受，直趋中道，故病多归募原。要之湿热之病，不独与伤寒不同，且与温病大异。温病乃少阴、太阳同病，湿热乃阳明、太阴同病也。言证而不言脉者，以湿热之候，脉无定体，或洪或缓，或伏或细，故难以一定之脉拘定后人眼目也。

湿热证，阳明必兼太阴

薛生白曰：湿热之证，阳明必兼太阴者，徒知脏腑相连，湿土同气，而不知当与温病之必兼少阴比例。少阴不藏，木火内燔，风邪外袭，表里相应，故为温病。太阴内伤，湿饮停聚，客邪再至，内外相引，故病湿热。此皆先有内伤，再感客邪，非由腑及脏之谓。若湿热之证，不挟内伤，中气实者，其病必微，或有先因于湿再因饥劳而病者，亦属内伤挟湿，标本同病。然劳倦伤脾为不足，湿饮停聚为有余，所以内伤外感，孰多孰少，孰虚孰实，又在临证时权衡矣。

湿热痉厥自内发

薛生白曰：湿热之痉自内出，波及太阳，治以熄内风为主。盖三焦与肝胆同司相火，中焦湿热不解，则热盛于里，而少火悉成壮火。火动则风生，而筋挛脉急，风煽则火炽，而识乱神迷。身中之气，随风火上炎，而有升无降，常度尽失，由是而形若尸厥。正《内经》所谓“血之与气，并走于上，则为暴厥”者是也。外窜经脉则成痉，内侵膻中则为厥，痉厥并见，正气犹存一线，则气复返而生，胃津不克支持，则厥不回而死矣。所以痉之与厥，往往相连。

痉与霍乱之分别

薛生白曰：暑月痉证，与霍乱同出一源。风自火出，火随风转，乘入阳明则呕，贼及太阴则泻，是名霍乱；窜入筋中则挛急，流入脉络则反张，是名痉。但痉证多厥，霍乱少厥。盖痉证风火闭郁，郁则邪势愈甚，不免逼乱神明，故多厥霍乱；风火外泄，泄则邪势外解，不至循经而走，故少厥，此痉与霍乱之分别也。然痉证邪滞三焦，三焦乃火化，风得火而愈煽，则逼入膻中而暴厥；霍乱邪走脾胃，脾胃乃湿化，邪由湿而停留，则淫及诸经而拘挛。火郁则厥，火窜则挛，又痉与厥之遗祸也。痉之挛急，乃湿热生风；霍乱之转筋，乃风来乘湿。痉则由经及脏而厥，霍乱则由脏及经而挛。总由湿热与风，淆乱清浊，升降失常之故。夫湿多热少，则风入土中而霍乱；热多湿少，则风乘三焦而痉厥。厥而不返者死，胃液干枯，火邪盘踞也；转筋入腹者死，胃液内涸，风邪独劲也。然则胃中之津液，所关顾不巨哉！厥证用辛开，泄胸中无形之邪也；干霍乱用探吐，泄胃中有形之热也。然泄邪而胃中津液不上升者，热邪益炽；探吐而胃中津液不四布者，风邪更张。终成死候，不可不知。

痢与泄泻病殊治异，传变颇多

尤拙吾曰：痢与泄泻，其病不同，其治亦异。泄泻多由寒湿，寒则宜温，湿则宜燥也；痢多成于湿热，热则宜清，湿则宜利也。虽泄泻有热证，毕竟寒多于热；痢病亦有寒证，毕竟热多于寒。是以泄泻经久，必伤于阳，而肿胀喘满之变生；痢病经久，必损于阴，而虚烦痿废之疾起。

湿证非易治之病

吴鞠通曰：湿伤脾阳，在中则不运痞满，传下则洞泄腹痛；伤胃阳，则呕逆不食，膈胀胸痛；两伤脾胃，既有脾证，又有胃证也。其伤脾胃之阴，若何？湿久生热，热必伤阴，古称湿火者是也。伤胃阴，则口渴不饥，伤脾阴，则舌先灰滑，后反黄燥，大便坚结。湿为阴邪，其伤人之阳也，得理之正，故多而常见；其伤人之阴也，乃势之变，故罕而少见。治湿必须审在何经何脏、兼寒兼湿、气分血分，而出辛凉辛温、甘温苦温、淡渗苦渗之治，否则笼统混治，将见肿胀、黄疸、洞泄、衄血、便血诸证蜂起矣。盖土为杂气，兼证甚多，最难分析，岂可泛论湿气而已哉？

湿温变证极多

吴鞠通曰：湿温一证，盖土为杂气，寄旺四时，藏垢纳污，无所不受，其间错综变化不可枚举。其在上焦也，如伤寒；其在下焦也，如内伤；其在中焦也，如外感，或如内伤至人之受病也。亦有外感，亦有内伤，使人心摇目眩，无从捉摸。其变证也，则有湿痹、水气、咳嗽、痰饮、黄汗、黄瘅、肿胀、疟痢、淋带、便血、痔疮、疝气、痈脓等证，较之风、火、燥、寒四门之中，倍而又倍，苟非条分缕析，体贴入微，未有不张冠李戴者。

湿温不可发汗

顾晓澜曰：湿温与春温同治，宜清疏，不宜发散。盖湿久化热，由内而伤，非若伤寒自外感也，治者概用发散取汗之法。汗即心液也，汗愈多，则津液愈亏，内伏之湿邪反滞而不化，热何能达？治此证，须记湿久化热，在里而不在表，便可不致表散乱投，误人生命矣。

治湿热宜理脾胃

钱北山曰：湿热之证，未有不因脾胃虚弱而成者。脾胃不虚，湿热不积，但当分脾胃之虚，与湿热孰重孰轻。如脾胃已虚，而湿热不盛，则以补为主；若湿热盛，而脾胃未虚，则以清湿热为主；若脾胃既虚，而湿热又盛，则补与清兼用之。又当分孰重孰轻。如湿重而热轻，则去湿为主，虚者兼补其气；若热重而湿轻，则清热为主，虚者兼养其阴。大概在气分者，多成泄泻；在血分者，多成痢疾；在经者，多生于筋脉；在腑者，多生于肠胃；在筋脉者，多属厥阴；在肠胃者，多属阳明。然肠胃固属阳明，而筋脉未始不属阳明也。故湿热之证，多责于阳明。而凡病之属阳明湿热者，十居六七，不特酒积而已。

黄疸有阴阳之分

吴鞠通曰：黄疸，《金匮》有辨证三十五条，出治一十二方。先审黄之必发不发，在于小便之利与不利、疸之易治难治，在于口之渴与不渴，再察瘀热入胃之因。或因外并，或因内发，或因食谷，或因酣酒，或因劳色。有随经蓄血入水黄汗，上盛者一身尽热，下郁者小便为难。又有表虚里虚，热除作秽，火劫致黄。知病有不一之因，故治有不紊之法。于是脉弦胁痛，少阳未罢，仍主以和；渴饮水浆，阳明化燥，急当泻热。湿在上，以辛散，以风胜湿；在下，以苦泄，以淡渗。如狂蓄血，势所必攻，汗后溺白，自宜投补。酒客多蕴热，先用清中，加之分利，后必顾其脾阳；女劳有秽浊，始以解毒，继以滑窍，终当峻补真阴。表虚者实卫，里虚者建中。至阴黄一证，寒热相搏，譬如卑监之土，须暴风日之阳。纯阴之病，疗以辛热无疑，方虽不出，法已显然。奈丹溪云：不必分五疸。总是如盦酱相似，以为得治黄之扼要，殊不知以之治阳黄，犹嫌其混，以之治阴黄，恶乎可哉！喻嘉言于阴黄一证，竟谓仲景方论亡失，恍若无所循从，惟罗谦甫具有卓识，力辨阴阳，遵仲景寒湿之旨，出茵陈四逆汤之治。间有始因寒湿病人，阳气尚未十分虚败，得燥热药，阳明转燥金之化，而为阳证，即从阳黄例治之。

痺疟治法

吴鞠通曰：仲景于痺疟条下，谓以饮食消息之，并未出方。

调如是重病，而用药特出饮食二字，重胃气可知。阳明于脏象为阳土，于气运为燥金，病系阴伤阳独，法当救阴何疑？重胃气，法当救胃阴何疑？制阳土燥金之偏胜，配孤阳之独亢，非甘寒柔润而何？此喻氏甘寒之论，其卓超无比伦也。叶氏宗之，后学咸当宗之矣。

秋燥证治

吴鞠通曰：按古方书，无“秋燥”之病，近代以来，惟喻嘉言始补“燥气论”，其方用甘润微寒；叶氏亦有燥气化火之论，其方用辛凉甘润，乃《素问》所谓“燥化于天，热反胜之，治以辛凉，佐以苦甘”法也。

暑为日气

王孟英曰：《内经》云：在天为热，在地为火，其性为暑。又云：岁火太过，炎暑流行。盖暑为日气，其字从日，日炎暑，皆指烈日之气而言也。夏至后为小暑、大暑，冬至后为小寒、大寒，是暑即热也，寒即冷也。故寒字从“冫”，“冫”为水气，阴阳对待，乃天地间显明易知之事，并无深微难测之理，而从来歧说偏多，误人不浅。更有调停其说者，强以动静分之。夫动静惟人，岂能使天上之暑气，随人而判别乎？又有妄合暑湿两气为暑者，则亢旱之年，河井皆涸，禾苗槁枯，湿气全无，可以谓之非暑也。况湿无定位，分旺四季，暑与湿固易兼感，而风湿、寒湿，无不可兼。若云湿与热合，始名为暑，然则合于风、合于寒，又将何名乎？且二气兼感者多矣，如风与寒最易合，而仲景严分麻黄、桂枝之异治，岂暑与湿而可不为分别乎？故治暑者，须知暑为火热之邪，然必审其有无兼湿，而随证用药，庶不误人。

暑湿秽合邪

吴坤安曰：凡暑月淫雨之后，日气煦照，湿浊上蒸，人在湿热蒸腾中，感之则暑湿交受，兼溷秽浊之气，人中之，即痧毒也。夫人之正气一虚，暑湿秽浊之邪，俱从口鼻吸入，流布三焦，上乘于心，为中痧；中入于胃，为霍乱；踞于募原，为寒热；归于肠胃，为泄泻。盖暑热之邪，骤发而重者为湿温，迟发而轻者为寒热如疟，为伏暑晚发。触邪随时即发者，为寒热、为泄泻；伏邪遇秋始发者，则为疟、为痢矣。一邪之染，为病非一，临证者可不探本穷源以治哉！

暑赅热与火而言

王秉衡曰：风暑湿燥寒，乃天地之气，行于四时者也，惟夏令属火，日光最烈。《内经》云：岁火太过，炎暑流行。明指烈日之火而言。然春秋冬三时之暖燠[1]，无非离照之光热，因皆不可以暑称。故轩岐于五气之下，赘一火字，且其言暑，明曰：在天为热，在地为火，其性为暑。是暑该热与火二者而已。经旨已深，切著明矣。而人之火病独多者，以风、寒、暑、湿悉能化火。五志过动，无不生火，则又天气与人性交合化火之大源也。

① 燠：暖。《诗·唐风·无衣》："不如子之衣，安且燠兮。"《礼记·内则》："问衣燠寒。"

五气皆从火化

何秀山曰：四时之序，春为风，夏为暑，长夏为湿，秋为燥，冬为寒，皆有外因，火则本无外因，然《内经》言：百病之生，皆生于风寒暑湿燥火。则并及于火而为六，病则名曰六淫。盖以风暑湿燥寒感于外，火即应之于内，则在内之火，即此在外之五气有以致之故。火但曰游行其间，后贤所以有“五气皆从火化”之说也。

卷 二

慈溪　严鸿志痴孙　纂辑
后学镇海胡修鉴镜如　校字

俞根初论伤寒总诀

伤寒，外感百病之总名也。有小证，有大证，有新感证，有伏气证，有兼证，有夹证，有坏证，有复证，传变不测，生死反掌，非杂病比。奈扁鹊《难经》但言伤寒有五：曰中风、曰伤寒、曰湿温、曰热病、曰温病。仅载脉候之异同，并无证治之陈列，语焉不详，后学何所依据？惟中风自是中风，伤寒自是伤寒，湿温自是湿温，温热自是温热，已可概见。然皆列入伤寒门中者，因后汉张仲景著《伤寒杂病论》，当时不传于世，至晋王叔和，以断简残编，补方造论，混名曰《伤寒论》，而不名曰《四时感证论》。从此一切感证，通称伤寒，从古亦从俗也。

六经形层

太阳经主皮毛，阳明经主肌肉，少阳经主腠理，太阴经主肢末，少阴经主血脉，厥阴经主筋膜。

六经气化

太阳之上，寒水治之，中见少阴；阳明之上，燥气治之，中见太阴；少阳之上，火气治之，中见厥阴；太阴之上，湿气治之，中见阳明；少阴之上，热气治之，中见太阳；厥阴之上，风气治之，中见少阳，所谓本也。本之下，中之见也，中见之下，气之标也，本标不同，气应异象。故少阳、太阴从本，少阴、太阳从本从标，阳明、厥阴不从标本，从乎中也。

六经关键

太阳为开，阳明为阖，少阳为枢，太阴为开，厥阴为阖，少阴为枢。

六经部分

太阳内部主胸中，少阳内部主膈中，阳明内部主脘中，太阴内部主大腹，少阴内部主少腹，厥阴内部主小腹。

六经标本中见兼证

太阳标证 头痛身热，恶寒怕风，项强腰痛，骨节烦疼，无汗者，寒甚于风；自汗者，风重于寒。

太阳本证 渴欲饮水，水入即吐，小便不利，甚或短数淋沥，或反小便自利，蓄血如狂。

太阳中见证 凡见太阳标证，而大便不实，小便清白，甚则男子遗精，女子带多，腰脊堕痛，痛如被杖，甚或气促而喘，角弓发痉，若目戴眼上视，尤为危候。

太阳兼证 兼肺经证，鼻塞流涕，鼻鸣喷嚏，嗽痰稀白，甚则喘而胸满；兼脾经证，肢懈嗜卧，口腻腹泻；兼胃经证，饱闷恶食，嗳腐吞酸。

少阳标证 寒热往来，耳聋胁痛。

少阳本证 目眩咽干，口苦善呕，膈中气塞。

少阳中见证 手足乍温乍冷，烦满消渴，甚则谵语发痉，四肢厥逆。

少阳兼证 兼胃经证，烦闷恶心，面赤便闭，身痛足冷，斑点隐隐；兼脾经证，四肢倦懈，肌肉烦疼，唇燥口渴，膈中痞满，斑欲出而不出；兼肾经证，耳大聋，齿焦枯，腰背酸痛如折，甚则精自遗，冲任脉动；兼肺经证，喉痛红肿，咳则胁痛，甚则咯血；兼心经证，舌红齿燥，午后壮热，神昏不语，甚则郑声①作笑；兼小肠经证，舌赤神呆，语言颠倒，小便赤涩，点滴如稠；兼大肠经证，胸膈硬满而呕，腹中痛，发潮热，大便秘，或反自利。按陆九芝曰：论经则以太阳、阳明、少阳为次，论病则太少之邪，俱入阳明。

阳明标证 始虽恶寒，二日自止，身大热，汗自出，不恶寒，反恶热，目痛鼻干，不得眠，或多眠睡。

阳明本证 在上脘病尚浅，咽干口苦，气上冲喉，胸满而喘，心中懊侬；在中脘病已重，大烦大渴，胃实满，手足汗，

① 郑声：病人语言重叠，声音低弱，若断若续的一种症状。《伤寒论·辨阳明脉证并治》："实则谵语，虚则郑声。郑声者，语重也。"

发潮热，不大便，小便不利；在下脘由幽门直逼小肠，且与大肠相表里，病已深重，日晡所热，谵语发狂，目睛不和，腹胀满，绕脐痛，喘冒不得卧，腹中转矢气，大便胶闭，或自利纯青水，昏不识人，甚则循衣摸床，撮空理线。

阳明中见症 四肢烦疼，口腻而淡，脘腹痞痛，便如红酱，溺短数热，甚或小便不利，便硬发黄，黄色鲜明，或斑点隐隐，发而不透，神识模糊，躁扰异常。

阳明兼证 兼肺经证，头胀心烦，脘闷嗽痰，痰色黄白相兼，喉燥渴饮。若热壮胸闷，呕恶足冷者，将发痧疹；若胸胁滞痛，咳嗽气喘者，肺多伏痰；兼心经证，嗌干舌燥，口糜气秽，欲寐而不得寐，或似寐而非寐，甚则郑声作笑，面色娇红；兼肾经证，口燥咽干，心下急痛，腹胀便闭，或自利酸臭水；兼包络证，口燥消渴，气上冲心，膈上热痛，神昏谵语，甚或晕厥如尸，口吐黏涎；兼肝经证，脘中大痛，呕吐酸水，或吐黄绿苦水，四肢厥逆，泄利下重，或便脓血，甚则脐间动气，跃跃震手[1]。

太阴标证 四肢倦怠，肌肉烦疼，或一身尽痛，四末微冷，甚则发黄，黄色晦暗。

太阴本证 腹满而吐，食不下，时腹自痛，自利不渴，即渴亦不喜饮，胸脘痞满，嗌干口腻。热结则暴下赤黄，小便不利。若腹痛烦闷，欲吐不吐，欲泻不泻，多挟痧秽。

太阴中见证 腹痛痞满，呕吐不纳，大便胶秘，小溲不利，或下赤黄，或二便俱闭，发黄鲜明。

太阴兼证 兼心经证，神烦而悸，汗出津津，似寐非寐，

---

① 震手：原作“振手”，因后文均作“震手”，且义胜，故改作“震”。

或不得卧；兼肝经证，心中痛热，饥不欲食，食即呕酸吐苦，胸胁满疼，甚则霍乱吐泻。

少阴标证　肌虽热而不甚恶热，反畏寒，战慄，面赤目红，咽痛舌燥，胸胁烦闷而痛，痛引腰背肩胛肘臂，泄利下重，甚或躁扰呓语，自汗肢厥。

少阴本证　肢厥四逆，腹痛吐泻，下利清谷，引衣蜷卧，喜向里睡，甚则面赤戴阳。

少阴中见证　里寒外热，手足厥冷，身反不恶寒，下利清谷，腹痛干呕，面色娇红，咽痛口燥，渴而饮，饮而吐，吐而复渴，甚则烦躁欲死，扬手踯足，或欲坐卧水中。

少阴兼证　兼肺经证，微见恶寒，发热不已，咳嗽不渴，咯痰稀白，身静蜷卧，似寐非寐；兼心包证，初起发热，即神呆不语，欲寐而不得寐，心烦躁扰，口干舌燥，欲吐黏涎而不吐，身虽热仍欲暖盖，或目睛上视；兼脾经证，初虽头痛恶寒，继即发热不止，口燥而渴，一食瓜果，即腹痛自利，脘满而吐；兼肝经证，初起口干舌燥，心烦恶热，即吐泻如霍乱，陡然神识昏昧，虽醒似睡，手足痉瘈。

厥阴标证　手足厥冷，一身筋挛，寒热类疟，头痛吐涎，面青目赤，耳聋颊肿，胸满呕逆，甚或男子睾丸疝疼，女人小腹肿痛。

厥阴本证　口渴消水，气上冲心，心中痛热，饥不欲食，食则吐蛔，泄利下重，误下则利不止，或便脓血，甚则晕厥如尸，手足瘛瘲，体厥脉厥，舌卷囊缩，妇人乳缩，冲任脉动跃震手。

厥阴中见证　头晕目眩，口苦耳聋，乍寒乍热，寒则四肢厥冷，热则干呕渴饮，呕黄绿水，或吐黑臭浊阴，或兼吐蛔，甚则蛔厥，两胁串痛，或痉或厥。

厥阴兼证 兼肺经证，气咳痰黏，胸痛串胁，甚则咯血，或痰带血丝、血珠；兼心经证，舌卷焦短，鸦口嘬嘴，昏不知人，醒作睡声，撮空上视，面青目紫；兼脾经证，脘满而吐，腹痛自利，四肢厥逆，渴不喜饮，面色痿黄，神气倦怠；兼胃经证，胸脘满闷，格食不下，两胁抽痛，胃疼呕酸，饥不欲食，胃中嘈杂；兼肾经证，面色憔悴，两颧嫩红，喘息短促，气不接续，手足厥冷，腰膝痿软，男子足冷精泄，女子带下如注。

六经治法

太阳宜汗，少阳宜和，阳明宜下，太阴宜温，少阴宜补，厥阴宜清。

太阳、太阴、少阴，大旨宜温；少阳、阳明、厥阴，大旨宜清。

凡病之属阳明、少阳、厥阴而宜凉泻清滋者，十有八九；如太阳、太阴、少阴之宜温热温补者，十仅三四；表里双解，三焦并治，温凉合用，通补兼施者，最居多数。阳道实，故风寒实邪，从太阳汗之；燥热实邪，从阳明下之；邪之微者，从少阳和之。阴道虚，故寒湿虚邪，从太阴温之；风热虚邪，从厥阴清之；虚之甚者，从少阴补之。阳道虽实，而少阳为邪之微，故和而兼补；阴道本虚，而少阴尤虚之极，故补之须峻。

伤寒证治，全借阳明。邪在太阳，须借胃汁以汗之；邪结阳明，须借胃汁以下之；邪郁少阳，须借胃汁以和之。太阴以温为主，救胃阳也；厥阴以清为主，救胃阴也。由太阴湿胜而伤及肾阳者，救胃阳以护肾阳；由厥阴风胜而伤及肾阴者，救胃阴以滋肾阴。皆不离阳明而治也。

风寒风湿，治在太阳；风温风火，治在少阳；暑湿燥火，治在阳明；寒湿湿温，治在太阴；中寒治在少阴；风热治在厥阴。

凡伤寒病，均以开郁为先。如表郁而汗，里郁而下，寒湿而温，火燥而清，皆所以通其气之郁也。病变不同，一气之通塞耳。塞则病，通则安，无所谓补益也。补益乃服食法，非治病法，然间有因虚不能托邪者，亦须略佐补托。

六经总诀

以六经钤百病，为确定之总诀；以三焦赅[1]疫证，为变通之捷诀。

六经须分看，亦须合看，总以心中先明六经主病，然后手下乃有六经治法。

凡勘外感病，必先能治伤寒；凡勘伤寒病，必先能治阳明。阳明之为病，实证多属于火，虚证多属于水，暴证多属于食，久病多属于血。

凡伤寒证，恶寒自罢，汗出而热仍不解，即转属阳明之候，当此之时，无论风寒暑湿，所感不同，而同归火化。

伤寒本无定体，中阳溜经，中阴溜腑。惟入阳经气分，则太阳为首；入阴经血分，则少阴为先。

传经之病，以阴气之存亡为生死；直中之病，以阳气之消长为安危。凡勘伤寒，先明六气，风寒在下，燥热在上，湿气居中，火游行其间，不病则为六元，病即为六淫。

① 赅：兼备；完具。《庄子·齐物论》："百骸、九窍、六藏，赅而存焉。"

四时六气，分主六经。春主厥阴风木，秋主阳明燥金，冬主太阳寒水，各行其令。惟春分以后，秋分以前，少阳相火，少阴君火，太阴湿土，三气合行其事，故病以夏月为最繁且杂。

凡勘伤寒，首辨六气，次辨阴阳虚实。阴证必目瞑嗜卧，声低息短，少气懒言，身重恶寒；阳证必张目不眠，声音响亮，口臭气粗，身轻恶热；虚证必脉细皮寒气少，泄利前后，饮食不入；实证必脉盛皮热，腹胀闷瞀，前后不通。

伤寒新感，自太阳递入三阴；温热伏邪，自三阴发出三阳。惟疫邪吸自口鼻，直行中道，流布三焦，一经杂见二三经证者多，一日骤传一二经或二三经者尤多。

凡病伤寒而成温者，阳经之寒变为热，则归于气，或归于血；阴经之寒变为热，则归于血，不归于气。

病无伏气，虽感风寒暑湿之邪，病尚不重，重病皆新邪引发伏邪者也。惟所伏之邪，在募原，则水与火互结，病多湿温；在营分，则血与热互结，病多温热。邪气内伏，往往屡夺屡发，因而殒命者，总由邪气炽盛，郁火薰蒸，血液胶凝，脉络窒塞，营卫不通，内闭外脱而死。

六经实热，总清阳明；六经虚寒，总温太阴；六经实寒，总散太阳；六经虚热，总滋厥阴。外风宜散，内风宜熄，表寒宜汗，里寒宜温，伤暑宜清，中暑宜开，伏暑宜下。风湿寒湿，宜汗宜温；暑湿芳淡，湿火苦泄。寒燥温润，热燥凉润，上燥救津，中燥增液，下燥滋血，久必填精。郁火宜发，实火宜泻，虚火宜补，阴火宜引。

伤寒一发汗，而表寒即解；温热一发汗，而里热愈炽。故伤寒以发表为先，温热以清里为主。伤寒多伤阳，故末路以扶阳为急务；温热多伤阴，故末路以滋阴为要法。扶阳滋阴，均宜侧重阳明。

邪留气分，每易疏透，轻则自汗而解，重则解以战汗、狂汗；邪留血分，恒多胶滞，轻则发疹而解，重则解以发斑发疮。

《内经》治伤寒只有汗、下两法，谓：未入于腑者，可汗而已，已入于腑者，可下而已。又云：发汗不远热，攻里不远寒。治法何等直捷！余谓发表不但一汗法，凡发疹、发斑、发瘖、发痘，使邪从表而出者，皆谓之发表；攻里亦不仅一下法，凡导痰蠲饮、消食去积、通瘀杀虫、利小便、逐败精，使邪从里而出者，皆谓之攻里。

邪去正乃安，故逐邪以发表攻里为先；正足邪自去，故扶正以滋阴补阳为主。古人去病补虚，总不外发表、攻里、滋阴、补阳四大要法。

论表里寒热

凡勘伤寒，必先明表里寒热。有表寒，有里寒，有表里皆寒；有表热，有里热，有表里皆热；有表寒里热，有表热里寒；有里真热而表假寒，有里真寒而表假热。发见于表者易明，隐伏于里者难辨；真寒真热者易明，假寒假热者难辨。今试举其要以析言之。

表寒证

凡头痛身热，恶寒怕风，项强腰痛，骨节烦疼者，皆表寒证，皆宜汗解，《内经》所谓“体若燔炭，汗出而热”者是也。但要辨无汗者，寒甚于风，为正伤寒，必须使周身大汗淋漓而解；自汗者，风重于寒，为冷伤风，必兼鼻塞声重，咳嗽喷嚏，但须漐漐[1]微汗而解。若发热恶寒如疟状，一日二三发，其人不呕，仍是太阳表证，惟寒已而热，热已而汗者，则为少阳之寒热往来。症多目眩耳聋，口苦善呕，膈满胁痛。必须上焦得通，津液得下，胃气因和，津津汗出而解，谓之和解。若发寒时身痛无汗，发热时口渴恶热，太阳表证未罢，阳明里证已急，则为少阳寒热之重证。如身热微恶寒，无汗微喘，头额目痛，肌肉烦疼，此风寒由皮毛袭于阳明肌肉也，仍宜发汗。总之有一分恶寒，即有一分表证，虽有大汗、微汗之不同，而同归汗解。太阳发表，少阳和解，阳明解肌，其理一也。

里寒证

凡伤寒不由阳经传入，而直入阴经，肢厥脉微，下利清谷者，名曰中寒。仲景所谓“急温之，宜四逆汤”者是也。

表里皆寒证

凡身受寒邪，口食冷物，陡然腹痛吐泻，肢厥脉沉，此为两感寒证。

表热证

凡温暑证，始虽微恶风寒，一发热即不恶寒，反恶热，汗

① 漐漐：微汗潮润之状。《集韵·辑韵》：“漐，汗出貌。”

自出，口大渴，目痛鼻干，齿板燥，心烦不得眠者，虽皆为阳明表热，但要辨身干热而无汗者，尚须辛凉解肌，使热从外达；身大热而自汗者，只宜甘寒存津，使热不劫阴。

里热证

凡伤寒邪传入里，温热病热结于里，皆属阳明腑证。手足汗，发潮热，不大便，小便不利，腹胀满，绕脐痛，心烦恶热，喘冒不得卧，腹中转矢气，甚则谵语热狂，昏不识人，大便胶闭，或自利纯清水，仲景所谓急下而用三承气汤者是也。

表里皆热证

凡伏气温热，至春感温气而发，至夏感暑气而发，一发即渴不恶寒，反潮热恶热，心烦谵语，咽干舌燥，皮肤隐隐见斑，甚则手足瘛疭，状如惊痫，仲景所谓热结在里，表里俱热，白虎加人参汤主之是也。但要辨其便通者，但须外透肌腠，内清脏腑；便闭者，急以攻里热火为首要。

表寒里热证

凡温病伏暑将发，适受风寒搏束者，此为外寒束内热，一名客寒包火。但要辨其表急里急，热重寒重。外寒重而表证急者，先解其表；伏热重而里证急者，先清其里。

表热里寒证

凡病人素体虚寒，而吸热冒暑，此为标热本寒，只宜轻清治标。标邪一去，即转机而用温化、温补等剂，庶免虚脱之虞。

里真热而表假寒证

凡口燥舌干，苔起芒刺，咽喉肿痛，脘满腹胀，按之痛甚，渴思冰水，小便赤涩，得涓滴则痛甚，大便胶闭，或自利纯青水，臭气极重，此皆里真热之证据。惟通身肌表如冰，指甲青黑，或红而温，六脉细小如丝，寻之则有，按之则无，吴又可所谓体厥、脉厥是也。但必辨其手足自热而至温。从四逆而至厥，上肢则冷不过肘，下肢则冷不过膝。按其胸腹，久之又久则灼手，始为阳盛格阴之真候。其血必瘀，营卫不通，故脉道闭塞而肌肤如冰。治宜以温擦胸部四肢，助血脉之运动流行，内治宜急下之，通血脉以存阴液。然病势危笃如斯，亦十难救一矣。

里真寒而表假热证

其证有二：一寒水侮土证。吐泻腹痛，手足厥逆，冷汗自出，肉瞤筋惕，语言无力，纳少脘满，两足尤冷，小便清白，舌肉胖嫩，苔黑而滑，黑色止见于舌中，脉沉细欲绝，此皆里真寒之证据。惟肌表浮热，重按则不热，烦躁而渴欲饮水，饮亦不多，口燥咽痛，索水至前复不能饮，此为无根之阴火，乃阴甚于内，逼阳于外，外假热而内真阴寒，格阳证也，法宜热壮脾阳。一肾气凌心证。气短息促，头晕心悸，足冷溺清，大便或溏或泻，气少不能言，强言则上气不接下气，苔虽黑色，直抵舌尖，而舌肉浮胖而嫩，此皆里真虚寒之证据。惟口鼻时或失血，口燥齿浮，面红娇嫩带白，或烦躁欲裸形，或欲坐卧泥水中，脉则浮数，按之则散，或浮大满指，按之则豁豁然空，虽亦为无根之阴火，乃阴竭于下，阳越于上，上假热而下真虚寒，戴阳证也，治宜滋阴纳阳。

总而言之，伤寒变证百出，总不外“表里寒热”四字。表里寒热亦不一致，总不外此章精义。此一者皆辨明表里寒热之要诀也。学者其慎思而笃行之。

论气血虚实

凡勘伤寒，既明病所之表里，病状之寒热，尤必明病人之气血，病体之虚实。《内经》云：精气夺则虚，邪气盛则实。窃思精赅血液而言，气赅阴阳而言。盛与衰为对待，不曰衰则虚，而曰夺则虚者，知其必有所劫夺，而精血、精液、阴气、阳气乃虚，劫夺者何？非情志内伤，即邪气外侵，故《经》曰“邪之所凑，其气必虚”者，盖谓邪凑气分则伤气，邪凑血分则伤血，气血既伤，则正气必虚。医必求其所伤何邪，而先去其病，病去则虚者亦生，病留则实者亦死。虽在气血素虚者，既受邪气，如酷暑严寒，即为虚中夹实，但清其暑，散其寒，以去邪，邪去则正自安。若不去其邪，而先补其虚，则病处愈实，未病处愈虚。以未病处之气血，皆挹而注于病处，此气血因夺而虚之真理也。医可不深思其理，而漫曰虚者补之乎？然间有因虚不能托邪者，亦须略佐补托，如仲景《伤寒论》者中，轻则佐草、枣，或佐草、米，重则佐芍、草、枣，或佐参、草、枣之类是也，兹姑不具论。第论气血，气有盛衰，盛则实，衰则虚；血有亏瘀，亏则虚，瘀则实。析而言之，有气虚，有气实，有血虚，有血实，有气血皆虚，有气血皆实，有气虚血实，有气实血虚，有气真虚而血假实，有血真实而气假虚，试举其要而述之。

气虚证

肺主宗气而运行周身，脾胃主中气而消化水谷，肾中命门主藏元阳，而主一身之元气。肺气虚者，气喘息促，时时自汗，喉燥音低，气少不能言，言而微，终日乃复言；中气虚者，四末微冷，腹胀时减，复如故，痛而喜按，按之则痛止，不欲食，食不能化，大便或溏或泻，肢软微麻；元气虚者，虚阳上浮，则咽痛声嘶，耳鸣虚聋，两颧嫩红带白，头晕心悸，时或语言蹇涩，时或口角流涎，瞳神时散时缩，时而下眼皮跳，时而眼睛发直，时而语无头尾，言无伦次，时而两手发战，时而手足发麻，时而筋惕肉瞤，时而睡卧自觉身重，时而心口一阵发空，气不接续者，此皆病人平素气虚之证据。若偶感外邪，必先权衡其标本缓急，标急治标，本急顾本，选和平切病之品，一使其病发渐减，一使其正气渐复，虽无速效，亦无流弊。

气实证

肺气实而上逆，则有胸痞头眩，痰多气壅等证，甚则喘不得卧，张口抬肩；胃气实而中满，则有嘈杂懊侬，嗳腐吐酸等证，甚则食不能进，呕吐呃逆；肠气实而下结，则有腹胀满，绕脐痛，大便燥结胶闭，或挟热下利，或热结旁流等症，甚则喘冒不得卧，潮热谵语；肝气实而上冲，则有头痛目眩，呕酸吐苦等症，甚则消渴，气上冲心，心中痛热，横窜则有肢厥筋挛、手足瘛疭等症，下逼则有腹痛便泄、里急后重等症，甚或男子睾丸疝疼，女子小腹肿痛，阴肿阴痛，带下崩中。其中必有痰热、湿热、食滞、郁结、伏火、内风等因，治必先其所因，伏其所主，对症发药，药宜专精，直去其邪，以安其正。

血虚证

心主血而藏神，虚则心烦不寐，精神衰弱，甚则五液干枯，夜热盗汗。脾统血而运液，虚则唇口燥裂，津不到咽，甚则舌肉干枯，肌肤甲错。肝藏血而主筋，虚则血不养筋，筋惕肉瞤，甚则一身痉挛，手足瘛疭。至于两颧嫩红，唇淡面白，尤其血虚之显然者也。治必辨其因虚致病者，养血为先，或佐润燥清火，或佐熄风潜阳，随其利而调之。若因病致虚，去病为要，病去则虚者亦生，断不可骤进蛮补，补住其邪，使邪气反留连而不去。

血实证

实者，瘀血、蓄血是也。瘀由渐积，蓄由猝成。瘀在腠理，则乍寒乍热；瘀在肌肉，则潮热盗汗；瘀在筋络，则身痛筋挛；瘀在三焦，上焦则胸膈肩膊刺疼、心里热、舌紫黯，中焦则脘腹串痛、腰脐间刺痛、痹著，下焦则少腹胀满刺痛、大便自利而黑如漆色。至若化肿化胀，成痨成癥，尤其瘀之深重者也。惟蓄血由外邪击搏，如六淫时疫及犬咬蛇伤等因，皆能骤然蓄聚，《内经》所谓“蓄血在上善忘，蓄血在下如狂”是也。皆当消瘀为主，轻者通络，重者破血，寒瘀温通，热瘀凉通。瘀化则新血自生，若妇人切须详察，恐孕在疑似之间。

气血皆虚证

凡呼吸微，语言懒，动作倦，饮食少，身洒淅[1]，体枯瘠，头眩晕，面㿠白，皆真虚纯虚之候，前哲所谓“气血两亏，急用峻补之”是也。

气血皆实证

有因本体素强者，有因外感邪盛者。本体素强者，病必少，即有病，必多表里俱实症，应发表则发表，应攻里则攻里，去病务绝其根株。若外感邪盛，如皮热肺实，脉盛心实，腹胀脾实，闷瞀肝实，前后不通肾实，《内经》所谓“五实”是也。先其所急以泻之。

气虚血实证

有上虚而下实者，即血分伏热证，外证虽多似虚寒，而口

① 洒淅（xiǎn xī）：寒栗貌。《资治通鉴·唐武宗会昌六年》：“每顾我，使我毛发洒淅。”

微渴，便微结，溺微赤，脉细数，治必清其血络，灵其气机；甚者咽燥渴饮，五心烦热，溺少便结，又当救液以滋阴。有阴实而阳虚者，即阳陷入阴证，体重节痛，口苦舌干，夜热心烦，便溏溺数。症虽似湿盛阴胜，热结火炎，然洒洒恶寒，惨惨[①]不乐，脉伏且牢，则为清阳不升，胃气虚陷之候。初用升阳以散火，继用补中益气以提陷，切忌滋阴降火。

气实血虚证

有脱血后而大动怒气者，必先调气以平肝，继则养血兼调气；有阴虚证而误服提补者，先救药误，以消降之，继用甘凉救液以清滋之。尤必明其气血偏胜，调剂以归于平。

气真虚而血假实证

气真虚而血假实者，即阴盛格阳证，《内经》所谓“大虚有盛候”是也。

血真实而气假虚证

血真实而气假虚者，即阳盛格阴证，《内经》所谓“大实有羸状”是也。

总而言之，纯虚证不多见，纯实证则常有。虚中夹实，虽通体皆现虚象，一二处独见实证，则实证反为吃紧；实中夹虚，

① 惨惨：忧郁貌。《诗·小雅·正月》：“忧心惨惨，念国之为虐。”诸葛亮《坐上与杜微书》：“德薄任重，惨惨忧虑。”

虽通体皆现实象，一二处独见虚证，则虚证反为吃紧。景岳所谓“独处藏奸”是也，医必操独见以治之。

吴坤安察舌辨证歌

六淫感证有真传，临证先将舌法看，察色分经兼手足，营卫表里辨何难。

白肺绛心黄属胃，红为胆火黑脾经，少阴紫色兼圆厚，焦紫肝阳阴又青。

表白里黄分汗下，绛营白卫治分歧，次将津液探消息，泽润无伤涩已亏。

白为肺卫仍兼气，绛主心营血后看，白内兼黄仍气热，边红中白肺津干。

卫邪可汗宜开肺，气分宜清猛汗难，入营透热羚犀妙，到血惟清地与丹。

白黄气分流连久，尚冀战汗透重关，舌绛仍兼黄白色，透营泄卫两和间。

白而薄润风寒重，温散何妨液不干，燥薄白苔津已少，只宜凉解肺家安。

苔若纯黄无白色，表邪入里胃家干，更验老黄中断裂，腹中满痛下之安。

太阴腹满苔黏腻，苍朴陈苓湿结开，黄燥还兼胸痞满，泻心陷胸二方裁。

微黄黏腻兼无渴，苦泄休投开泄安，热未伤津黄薄滑，犹堪清热透肌端。

湿留气分苔黏腻，小溲如淋便快联，湿结中焦因痞满，朴陈温苦泄之安。

上焦湿滞身潮热，气分宣通病自痊，湿自外来肌表着，秦艽苏桂解肌先。

湿热久蒸成内着，厚黄呕吐泻心权，若兼身目金黄色，五苓栀柏共茵煎。

舌绛须知营分热，犀翘丹地解之安，若兼鲜泽纯红色，胞络邪干菖郁攒。

素有痰火成内闭，西黄竺贝可加餐。

心承胃灼中心绛，清胃清心势必残，君火上炎尖独赤，犀兼导赤泻之安。

若见边红中燥白，上焦气热血无干，但清膈上无形热，滋腻如投却疾难。

绛舌上浮黏腻质，暑兼湿浊欲蒸痰，恐防内闭芳香逐，犀珀菖蒲滑郁含。

白苔绛底因何故，热因湿伏透之难，热毒乘心红点重，黄连金汁乱狂安。

舌绛碎生黄白点，热淫湿䘌[1]欲生疳，古名狐惑皆同此，杂证伤寒仔细探。

舌绛不鲜枯更萎，肾阴已涸救之难，紫而枯晦凋肝肾，红泽而光胃液干。

黄厚方知邪入里，黑兼燥刺热弥深，屡清不解知何故，火燥津亡急救阴。

黑滑太阴寒水侮，腹痛吐利理中宜，更兼黏腻形浮胖，伏饮凝痰开逐之。

---

① 䘌：小虫。按《广雅·释虫》："䘌，蚊也。"王念孙疏证引《玉篇》作"䘌，小蚊也。"

舌见边黄中黑腻，热蒸脾湿痞难禁，吐呕便秘因伤酒，开泄中焦有泻心。

寒湿常乘气分中，风兼二气自从同，重将黄白形中取，得诀才将脉证通。

湿邪暑热走营中，兼入太阴气分同，吸受心营并肺卫，暑温挟湿营卫通。

伤寒入里阳明主，热病阳明初便缠，先白后黄寒化热，纯黄少白热蒸然。

热病无寒惟壮热，黄芩栀豉古今传，恶寒发热伤寒证，发表散寒表剂先。

少阳温病从何断，舌绛须知木火然，目赤耳聋身热甚，栀翘犀角牡丹鲜。

若是温邪从上受，窍中吸入肺先传，芩翘栀豉桑蒌杏，气燥加膏肺分宣。

邪入心营同胆治，再加元参郁菖鲜。

寒温二气前粗辨，暑湿相循病必缠，温病已陈黏腻舌，只将暑证再提传。

暑伤气分苔因白，渴饮烦呕咳喘连，身热脉虚胸又满，无形气分热宜宣。

蒌皮贝杏通芩滑，栀豉翘心竹叶煎，或见咳红荷叶汁，痞加朴蔻郁金川。

暑入心营舌绛红，神呆如寐耳如聋，溺淋汗出原非鲜，失治邪干心主宫，

犀滑翘丹元地觅，银花竹叶石菖同，欲成内闭多昏昧，再入牛黄即奏功。

暑湿合邪空窍触，三焦受病势弥漫，脘闷头胀多呕恶，腹

痛还防疟痢干，

栀豉杏仁苓半朴，银花滑石郁红安。

湿温气分流连久，舌赤中黄燥刺干，咯血毋庸滋腻入，耳聋莫作少阳看，

三焦并治通茹杏，金汁银花膏滑寒，若得疹痧肌肉透，再清痰火养阴安。

苔形粉白四边红，疫入募原势最雄，急用达原加引药，一兼黄黑下怱怱。

若见鲜红纯绛色，疫传胞络及营中，清邪解毒银犀妙，菖郁金黄温暑通。

温邪时疫多斑疹，临诊须知提透宜，疹属肺家风与热，斑因胃热发如兹。

疹斑色白松肌表，血热知丹犀莫迟，舌白荆防翘薄力，舌红切忌葛升医。

凡属正虚苔嫩薄，淡红微白补休迟，厚黄腻白邪中蕴，诊者须知清解宜。

三十九歌皆要诀，伏邪新感一齐明，金针绣出凭君看，敢告同人仔细凭。

刘丙生六淫病脉，初中末三传歌诀

风淫初传，止伤卫分，病犹在表，脉必浮缓。中传化热，渐次入营，脉必动数，辛凉可平。末传入脏，肝气鸮张，脉必劲涩，角弓反张。末传将愈，脉转柔滑。

寒淫初传，脉必浮紧，传入膀胱，脉必长大。中传入腑，脉必大实。末传入脏，厥逆变生，脉必迟结，需温脏真。末传

将愈，脉转滑急。

暑邪初传，太阴肺病，脉必虚大，芤脉或应。中传入里，脉必洪数，入心胞者，证险热急。入肝肾者，势缓而持。末传阴伤，脉必细涩，尺沉而长，静中有动。末传将愈，脉转和滑，其证乃平。

湿淫初传，太阴见证，气分受之，脉必沉缓。中传中焦，脉必缓滑。末传入营，反象必见，脉必滑数，口必反渴。末传败象，脉若游丝，但有往来，毫无起伏。若能将愈，脉转弦紧，起伏分明，可保其命。

燥淫初传，表证似寒，脉必浮涩，身体无汗，颇似小滑，不及本位，寄语医生，切莫错认。中传入里，燥屎初结，津液上壅，颇似水饮，脉必紧涩，短小而实，过此不下，脉必牢坚。末传之候，形证显然，再延不下，变生厥逆，疼痛烦呕，不能安憩，冷汗大淋，指头螺瘪。末传败候，促结代绝，其人必危，最怕呃逆。如有生机，脉必转和，微滑如珠，将愈之象。

热淫初传，火气刑金，寸口必数，尺肤必热。中传入腑，脉必大实，当下不下，必变小涩。呕恶旁流，消亡胃汁。中传入脏，脉必洪数。心包谵语，生死有别，大说者生，低言者绝。末传肝肾，脉必细数，数而兼涩，阴伤液竭，火炽风生，肌肉消灼，厥逆瘛疭，是必败蹶。如有生机，脉必转滑，起伏如珠，不难勿药，起伏胡涂，是为濡脉，濡为无根，危在旦夕。寄语后学，仔细分别，今举六淫，如举一隅，末及兼气，隅反在人。

伤寒六经证治

太阳经（为寒水之经主一身之表）

太阳病，脉浮，头项强痛而恶寒。

尺寸俱浮者，太阳受病也。其脉上连风腑，故头项痛，腰脊强。

发热，汗出，恶风，脉缓者，名曰中风。

恶寒，体痛，呕逆，脉阴阳俱紧者，名曰伤寒。

发热恶寒者，发于阳也；无热恶寒者，发于阴也。发于阳者，七日愈；发于阴者，六日愈，以阳数七阴数六也。

按陈修园曰：何谓太阳经证？曰：头痛项强，发热恶寒是也。有虚邪实邪之辨。

一、脉缓，自汗恶风，为虚邪，宜桂枝汤。

如八九日过经不解，如疟疾，面热身痒，以其不得小汗故也，宜桂枝麻黄各半汤。因前此未汗，不得不发其汗，因日数颇久，故小发其汗。服桂枝汤大汗之后，形如疟，日再发者，以余邪未尽故也，宜桂枝二麻黄一汤。大汗之后，不得再行大汗之法，而余邪未尽，不可不从汗而竭之，但药品宜轻耳。

二、脉浮紧，无汗恶寒，为实邪，宜麻黄汤。

如无汗烦躁者，加石膏、姜、枣，名大青龙汤；如干呕而咳，去杏仁，加五味子、干姜、半夏、细辛、芍药，名为小青龙汤。此二方即麻黄汤之加减。昔人以麻黄汤、大青龙汤、桂枝汤分三大纲，何其谬与！

此二法治表中之表也。

何谓太阳腑症？曰：表邪不去，必入于里，膀胱为表中之里，有蓄水、蓄血之辨。

一、太阳证，其人口渴，烦躁不得眠，脉浮，小便不利，水入即吐，为膀胱蓄水证，宜五苓散。

二、太阳证，其人如狂，小腹硬满，小便自利，脉沉，为膀胱蓄血证，（古用抵当汤丸，今畏峻不敢用。）宜桃仁承气汤。

此二法治表中之里也。

何谓太阳变证？曰：汗下失宜，从阴从阳之不一也。

一、不应下而下之，续得下利清谷，身疼痛，宜四逆汤以救清谷之里，又以桂枝汤以救身疼痛之表。

二、病发热头痛，脉反沉，若不差，身体疼痛，当救其里，宜四逆汤。

三、大汗、大下利而厥冷者，四逆汤主之。

四、太阳病，发汗过多，遂漏不止，其人恶风，小便难，四肢微急，难以屈伸，桂枝汤加附子主之。

五、太阳病，发汗太过，动其营血，而卫邪反内伏，其人仍发热，心下悸，头眩，身瞤动，振振欲擗地者，（少阴症误用大青龙汤同例。）真武汤主之。

以上言汗下太过伤正，而虚其阳。阳虚则从少阴阴化之证，多以太阳、少阴为表里也。

一、阳盛于内，误服桂枝汤，大汗出后，大烦大渴不解，脉洪大者，白虎汤加人参主之。

二、伤寒若吐若下后，七八日不解，热结在里，表里俱热，时时恶风，大渴，舌上干燥而烦，欲饮水数升者，白虎汤加人参汤主之。

三、伤寒不大便六七日（为里症），头痛有热（为表症），外不解，由于内不通也，下之里和而表自解矣，与承气汤。

四、病人烦热，汗出则解，又如疟状，日晡所发热，为阳明也。脉实者宜下之，与大承气汤；脉虚者宜发汗，与桂枝汤。

五、发汗后，恶寒者，虚故也；不恶寒但热者，实也，当和胃气，与调胃承气汤。

六、太阳病未解，脉阴阳俱停（停者，沉滞不起也；阴阳者，尺寸也），先振栗汗出乃解；但阳脉微者，先汗而解；但阴脉微者，下之而解。若欲下之，宜调胃承气汤。（脉微不可汗下，此“微”字即上文“停”字也。）

以上言汗下失宜，热炽而伤其阴，阴伤则从阳明阳化之证多，以太阳、阳明递相传也。

何谓发汗、利水为治太阳两大门？曰：邪伤太阳，病在寒水之经也，驱其水气以外出则为汗，逐其水气以下出，后为黄涎蓄水，前为小便长。

太阳为寒水之经，邪之初伤，必须发汗。麻黄汤发皮肤之汗，桂枝汤发经络之汗，葛根汤发肌肉之汗，小青龙汤发心下之汗，大青龙汤发其内扰胸中之阳气而为汗，此发汗之五法也。若汗而不能尽者则为水，水在心下，干呕而咳，宜小青龙汤。发热而烦，渴欲饮水，水入即吐，名曰水逆，宜五苓散。汗后心下痞硬，干噫食臭，胁下有水气，腹中雷鸣下利者，病势虽在腹中，而病根犹在心下，宜生姜泻心汤。此水气在上焦，在上者汗而散之也。若妄下之后，自心上至小腹硬满，而痛不可近，（水与气相接。）脉迟，名大结胸，宜大陷胸汤。若项亦强，如柔痉之状，宜大陷胸丸。程郊倩谓“病势连甚于下者主以汤，病势连甚于上者主以丸”是也。若其结止在心下，按之始痛，脉浮滑，名小结胸，邪气尚在脉络，宜小陷胸汤。若无热症，名寒实结胸，宜三物白散。若心下痞硬满，引胁下痛，干呕短气，汗出不恶寒，三焦升降之气，阻隔难通，宜十枣汤。此水气在中焦，中满泻之于内也。若头痛项强，翕翕发热，无汗，心下满，微痛，小便不利者，因膀胱之水不行，营卫不调，不能作汗，宜以桂枝去桂加茯苓白术汤治之。是水气在下焦，在下焦者，引而竭之是也。

阳明经（主里外　肌肉内　胃中）

阳明中风，口苦咽干，腹满微喘，发热恶寒，脉浮而紧。（恶寒未离太阳也。）

阳明病，若能食，名中风；不能食，名伤寒。

尺寸俱长者，阳明受病也。其脉挟鼻络于目，故身热，目疼，鼻干，不得卧。

阳明外证，身热汗自出，不恶寒反恶热也。

阳明脉大。

以上皆阳明之经病。

有太阳阳明，有正阳阳明，有少阳阳明。

太阳阳明者，脾约是也。

少阳阳明者，发汗利小便已，胃中燥烦实，大便难是也。

阳明之为病，胃家实也。

阳明居中土也，万物所归，无所复传，始虽恶寒，二日自止，此为阳明病也。

按陈修园曰：何谓阳明经证？曰：身热，目痛，鼻干，不得眠，反恶热是也。有未罢太阳、已罢太阳之辨。

一、若兼见头痛恶寒，是太阳证未罢。自汗脉缓，宜桂枝汤；项背几几者，桂枝加葛根汤主之；无汗脉浮，宜麻黄汤；项背几几者，葛根汤主之。若无头痛恶寒，但见壮热口渴，是已罢，太阳为阳明经之本，证宜白虎汤主之。

何谓阳明腑证？曰：潮热，谵语，手足腋下濈[1]然汗出，腹满，大便硬是也。有太阳阳明、少阳阳明、正阳阳明之辨。

一、本太阳证，治之失法，亡其津液，致太阳之热，乘胃燥而转属阳明，其证小便数，大便硬，《伤寒论》谓之脾约，宜麻仁汤。（以上太阳阳明。）

二、本少阳病，治之失法，亡其津液，致少阳之邪，乘胃燥而转属阳明，为大便结燥，《伤寒论》谓为“大便难”，以蜜煎胆汁导之。（以上少阳阳明。）

三、病人阳气素盛，或有宿食，外邪传入，遂归于胃腑，《伤寒论》谓为胃家实，宜以三承气汤下之。（以上正阳阳明。）

阳明在经，未离太阳宜汗之，既离太阳宜清之，在腑审其轻重下之。若在经腑之界，汗之不可，清之不可，下之不可，宜用吐法。柯韵伯云：除胃实证，其余如虚热、咽干、口干、口苦、舌苔、腹满、烦躁不得卧、消渴而小便不利，凡在胃之外者，悉是阳明表证。仲景制汗剂，是开太阳表邪之出路；制吐剂，是引阳明表邪之出路。当以栀子豉汤吐之，使心腹之浊邪上出于口，一吐则心腹得舒，表里之烦热悉除矣。烦热既除，则胃外清，自不致胃中之实，所以为阳明解表之圣剂。

---

① 濈：迅疾貌。曹植《七启》：“濈然凫没。”

少阳经（主半表半里）

少阳之为病，口苦，咽干，目眩也。

尺寸俱弦者，少阳受病也。其脉循胁络于耳，故胸胁痛而耳聋。

少阳中风，两耳无所闻，目赤，胸中满而烦者，不可吐下，吐下则悸而惊。

伤寒脉弦细，头痛发热者，属少阳。

三阳合病，脉浮大，上关上，但欲眠睡，目合则汗。（内热已极）

伤寒六七日，无大热（外热轻则内热重），其人烦躁者，此为阳去入阴也。

伤寒三日，三阳为尽，三阴当受邪，其人反能食而不呕，此为三阴不受邪也。

按陈修园曰：何谓少阳经证？曰：口苦，咽干，目眩是也。有虚火、实火二证之辨。

一、寒热往来于外，胸胁苦满，默默不欲食，心烦喜呕，为虚火证，宜小柴胡汤。

二、寒热往来于外，心中痞硬，郁郁微烦，呕不止，为实火证，宜大柴胡汤。

何谓少阳腑证？曰：少阳主寒热，属于半表则为经，属于半里则为腑证，虽无寒热往来于外，而有寒热相搏于中。有痞、痛、呕、利四症之辨。

一、因呕而痞不痛者，宜半夏泻心汤。

二、胸中有热而欲呕，胃中有邪气而腹中痛，宜黄连汤。

三、邪已入里，则胆火下攻于脾而自利，宜黄芩汤；胆火上逆于胃而为呕，宜黄芩加半夏生姜汤。

以上四方，寒热攻补并用，仍不离少阳和解法。

太阴经（为湿土纯阴之脏也。病入太阴，从阴化者多，从阳化者少）

太阴之为病，腹满而吐，食不下，自利益甚，时腹自痛。

尺寸俱沉细者，太阴受病也。其脉布胃中络于嗌，故腹满而嗌干。

伤寒脉浮而缓，手足自温者，系在太阴。

自利不渴者，属太阴，以脏有寒故也。当温之，宜服四逆辈。（少阴自利而渴，寒在下焦也，此自利不渴，寒在中焦也）

按陈修园曰：何谓太阴之邪从阴化？《伤寒论》云：腹满吐食，自利不渴，手足自温，时腹自痛是也。宜理中丸主之，不愈宜四逆汤。

何谓太阴之邪从阳化？《伤寒论》云：发汗后不解，腹痛，急下之，宜大承气是也。又曰：腹满时痛，属太阴也，时痛者，（谓腹时痛时止。）桂枝加芍药汤主之；大实痛者，（大便坚实而痛。）桂枝加大黄汤主之。

少阴经（肾中水火同具，邪伤其经，或从水化而为寒，或从火化而为热，二症俱以脉沉细、但欲寐为提纲）

少阴之为病，脉微细，但欲寐也。（卫气行于阳则寤，行于阴则寐）

少阴病，欲吐不吐，心烦，但欲寐，五六日自利而渴者，属少阴也。

尺寸俱沉者，少阴受病也。以其脉贯肾络于肺，系于舌本，故口燥舌干而渴。

按：陈修园曰：何谓少阴之邪从水化而为寒？曰：脉沉细而微，但欲寐，背恶寒，口中和，腹痛，下利清谷，小便白是也。宜用回阳法，而回阳中首重在温剂，又有交阴阳、微发汗，共成三法。

一、少阴病，寒邪始伤，是当无热而反发热，为太阳之标阳外呈。脉沉为少阴之生气不升，恐阴阳内外不相接，故以熟附助太阳之表阳，而内合于少阴；麻、辛启少阴之水阴，而外合于太阳。仲景麻黄附子细辛汤，非发汗法，乃交阴阳法。以上交阴阳法。

二、少阴病，自始得以至于二三日，俱无里证，可知太阳之表热，非汗不解。而又恐过汗以伤肾液，另出加减法，取中焦水谷之津而为汗，则内不伤阴，邪从表解矣。仲景麻黄附子甘草汤，变交阴阳法而为微发汗法。以上微发汗法。

三、手足厥冷，吐利，小便复利，下利清谷，内寒外热，脉微欲绝者，宜四逆汤。

四、里寒外热，面赤，或腹痛，或干呕，或咽痛，利止脉不出，汗出而厥，宜通脉四逆汤。

五、少阴下利，宜白通汤。利不止，厥逆无脉，干呕烦，白通加猪胆汁汤主之。服药后，脉暴出者死，微续者生。

六、汗下后不解烦躁者，茯苓四逆汤主之。

七、少阴病，二三日不已，至四五日，腹痛，小便不利，四肢沉重疼痛，自下利，此为水气，（咳、小便利、下利、呕四症，或有或无，因症下药）宜真武汤。

八、少阴病，得之二三日，口中和，其背寒者（太阳之阳虚不与少阴之君火相合），当灸之。又身体痛（君火之气不能周遍于一身），手足寒（君火之气不能充达于四肢），骨节痛（君火之神机不能游行以出入），脉沉者（君火之神机不能自上而下），一为阳虚（责在太阳之阳气虚不能内合），一为阴虚（责在少阴之君火内虚，神机不转，千古医家辄谓阴虚阳虚，其亦悟此理否），皆以附子汤主之。

九、少阴病，吐利（神机不能交会于中土），手足厥冷（中土气虚不能达于四肢），烦躁欲死者(少阴神机挟寒而逆于经脉，心脉不能下交于肾，则烦，肾脉不能上通于心则躁），吴茱萸汤主之。以上用温剂法。

何谓少阴之邪从火化而为热？曰：脉沉细而数，但欲寐，而内烦外躁，或不卧，口中热，下利清水，小便赤是也。宜用救阴法，而救阴中又有补正攻邪之异。

一、少阴病，二三日，咽痛者，可与甘草汤；不差，与桔梗汤。

二、少阴病，咽中伤，生疮，不能言语，声不能出者，苦酒汤主之。

三、少阴病，下利咽痛，胸满心烦者，猪肤汤主之。

四、少阴病，得之二三日以上，心中烦，不得卧，黄连阿胶汤主之。

五、少阴病，下利六七日，咳而呕渴，心烦不得眠者，猪苓汤主之。

六、少阴病，二三日至四五日，腹痛，小便不利，下利脓血，桃花汤主之。

以上皆以补正为救阴法。

一、少阴病，得之二三日，口燥舌干者，急下之，宜大承气汤。柯注云：热淫于内，因而至于阳明；胃火上炎，故口燥舌干；急下之，谷气下流，则津液得升矣。

二、少阴病，六七日，腹胀不大便者，急下之，宜大承气汤。柯注云：得病六七日，当解不解，津液苦涸，因转属阳明，故腹胀不大便；宜于急下者，六七日来，阴虚已极，恐土实于中，心肾不交而死也。

三、少阴病，自利清水，色纯青，心下必痛，口干燥者，急下之，宜大承气汤。柯注云：是土燥火炎，脾气不濡，胃气反厚，水去而谷不去，故宜急下。

以上攻邪为救阴法。

厥阴经（为风木之脏。从热化者多，从寒化者少，以木中有火故也）

厥阴之为病，消渴，气上撞心，心中疼热，饥而不欲食，食则吐蛔，下之利不止。

尺寸俱微缓者，厥阴受病也。以其脉循阴器，络于肝，故烦满而囊缩。

厥阴中风，脉微浮，为欲愈；不浮，为未愈。

按陈修园曰：何谓厥阴证？《伤寒论》云：厥阴之为病，消渴（火盛），气上撞心（气逆即火逆），心中疼热（火邪入心），饥（火能消物）而不欲食（木克土故），食则吐蛔（虫为风化，一闻食则上入于膈而吐），下之利不止（误下伤胃），是也。柯注云：两阴交尽，名厥阴，宜无热证。然厥阴主肝，而胆藏于内，则厥阴热证，皆少阳之火内热也。要知少阳厥阴，同一相火，相火郁于内，是厥阴病，相火出于表，为少阳病。少阳咽干，即厥阴消渴之机；胸胁苦满，即气上冲心之兆；心烦，即疼痛之初；不欲食，是饥不欲食之根；喜呕，即吐蛔之渐。故少阳不解，转属厥阴为病危；厥阴病衰，转属少阳为病愈。

一、乌梅丸，为厥阴证之总方，吐蛔、久利尤良。

二、病初起手足厥冷，脉微欲绝，宜当归四逆汤；有久寒，加姜、吴茱萸，酒、水各半煎。以相火寄于肝经，虽寒而脏不寒，故先厥者后必发热，手足愈冷，肝胆愈热，故云“厥深热亦深”也。姜、附不可妄投。

三、脉结，脉缓时一止曰结，《活人》云：阴盛则结。代，一脏气败，其脉动而中止，不能自还，而他脏代之。心动悸，心气不宁，炙甘草汤主之。他经亦有此证，是阳气太虚，虚极生寒，非姜、附、肉桂不为功。若用此药，是速其死也。惟厥阴证，肝中之相火，本少阳之生气，而少阳实出于坎宫之真阴，即《经》所谓“阳为之正，阴为之主”是也。

前言表症而手足厥冷逆，此言里症而脉结代，虽为厥阴寒化，终不用姜、附大热之品，以厥阴之脏相火游行于其间故也。虽脉微欲绝，不可下，若脉滑而厥，是内郁闭，所谓厥应下之是也。下之是下其热，非下其实。泄利下重者，四逆散；饮水数升者，白虎汤，皆所以下无形之邪也。若以承气下之，利不止矣。

一、热利下重者，白头翁汤主之。

二、下利欲饮水者，热也，白头翁汤主之。

以上治热化之法。

一、厥者必发热，热与厥相应，热深厥亦深，热微厥亦微，此四证是厥阴伤寒之定局。先热后厥，厥热往来，厥多热少，热多厥少，此四证是厥阴伤寒之变局，皆因其人阳气多少为然。

二、乘脾、乘肺二证宜辨。一曰伤寒腹满（《经》云：“诸腹胀大，皆属于热”，此由肝火也），谵语（《经》云：肝气盛则多言），寸口脉浮而紧（即弦脉），此肝乘脾也，名曰：纵刺期门。

三、伤寒发热，啬啬恶寒（肺主皮毛，此症因无头痛项强，知其非太阳病，为肺虚也），渴欲饮水（无白虎症而欲饮，知为肺虚），腹满（无承气症而腹满，知肺虚不能通调水道也），此肝乘肺也（肺金不能制木，肝寡于畏侮所不胜也），名曰：横刺期门（肝有亢火，随其实而泻之可也）。

四、伤寒阳脉涩，阴脉弦，法当腹中急痛(此亦肝乘脾也)，先与小建中汤（平肝以补脾），不差者（中气虚而不振，邪尚流连），与小柴胡汤主之（令木邪直走少阳，使有出路，所谓阴出之阳则愈也）。

五、伤寒厥而心下悸者，宜先治水，当服茯苓甘草汤，却治其厥。不尔水渍入胃，必作利也。柯注云：此亦肝乘肺也。虽不发热恶寒，亦木实金虚，水气不利所致。上节腹满，是水在中焦，故刺期门以泄其实，此水在上焦，故用茯苓甘草汤以发其汗。此方是化水为汗，发散内邪之剂，即厥阴治厥之剂也。

叶天士伤寒看法治例

一、凡看伤寒，先观两目。黑白分明者内无热，目视不明者里有热。

二、看唇舌。唇红而润者内无热，唇干而焦者里热重。若舌白滑者表未解，舌黄者热渐深，舌黑者热已剧。

三、审胸腹。胸满而痛者为结胸，不痛者为痞气。如未经下而有之，上焦痰水也；已经下而有之，误下坏证也。腹中痛硬者，燥粪；脐下痛硬者，燥粪与蓄血；脐间动跃或痛，上冲于心者，冲气；腹中响气下趋者，欲作泻。燥粪者，小便不利，脐下如疙瘩状；蓄血者，小便利，脐下如怀孕状。

四、问口渴否。渴不饮水者邪在表；渴饮水多者内热甚；漱水不欲咽者，欲作衄。

五、凡治伤寒，先辨表里。不论日数，但有头疼身痛，怕风恶寒，脉来浮紧浮数，皆是表证。虽有便难，小便不利，亦当先解其表，后攻其里。脉浮紧者，为正伤寒，宜用辛温之药以发之；浮数者，为寒包火，宜用辛凉之药以解之。既有腹痛吐利，溺白或赤，脉来沉弱沉滑，皆是里证，间有恶风怕冷，亦当先治其里，后解其表。脉沉弱者，为中寒证，宜用辛热之药以温之；沉滑者，为里热证，宜用苦寒之药以攻之。如病在表而反下，则邪乘虚入里，微为痞气结胸，甚为肠滑洞泄，此皆误下坏证。在里反汗，则表益虚，而里益实，轻为衄血、斑黄，重为痉厥、亡阳，此皆误汗坏证。凡服汗药，如一剂无汗，再与之，复无汗，此营卫之绝，当养阴补正而再汗之，三治无汗者死。凡服下药，先燥后溏者已解，如但利清水而无燥粪，痞满如故者，未解。再下之，三下不通者，液枯肠燥，当镇润之，通者生，不通者死。

六、详辨阴阳。初起时，头疼身痛，发热恶寒，脉来浮紧浮大，即是阳经之表证也。此后烦躁作渴，纯热无寒，便闭溺热，即是阳经传入阳腑之热证也。脉虽沉伏，不可误作阴证，治如初起时。脐腹绞痛，肢厥唇青，脉来沉迟沉微，即是直中阴经之寒证也，虽面赤烦躁，不可误作阳证。治阳证宜汗、宜透、宜清、宜下，阴证宜温、宜补，其大要也，然亦有辨。阳证而其体素虚，不胜下，下之太过，忽然脐腹绞痛，洞泄不止，手足厥逆，此阳证而转为阴证，急温之。阴证而其体素虚，勿过温，温之大过，忽然烦躁大渴，自汗昏谵，二便不通，此阴证而转为阳证也，速清之。

七、凡伤寒得死证，脉尚可治者，弃证从脉，虚则补之，实则泻之。

八、凡伤寒得死脉，证有可治者，弃脉从证。表急解之，里急攻之，热则清之，寒则温之。

总之，定其名，分其经，审其证，察其脉，明表里，识阴阳，度虚实，知标本，此八者，为治伤寒之要诀也。

俞根初伤寒新论

伤寒一证，四时皆有，惟立冬后，天气严寒，人感受之，名曰正伤寒。其证头痛身热，恶寒怕风，项强腰痛，骨节烦疼，无汗而喘，胸痞恶心，舌多无苔而润，即有亦白滑而薄，甚或舌苔淡白，脉左浮紧有力，右多浮滑。浮则为风，紧则为寒，有力而滑则为表寒实象，此太阳经表证标病也。法当辛温发表，使周身汗出至足为度，遵《内经》“寒者温之”、“体如燔炭、汗出而散”之法，苏羌达表汤主之；妇女宜理气发汗，香苏葱豉汤主之；小儿宜和中发汗，葱豉荷米煎主之。若发汗不彻，表寒虽散，而水郁在里，渴欲饮水，水入则吐，小便不利，甚或短数淋沥，舌苔纯白而厚，脉左弦滞，右浮弦而滑，此水蓄膀胱，太阳经传里本病也。法当化气利水，苓术二陈煎治之，张氏五苓散亦可收效。生晒术、浙茯苓、猪苓、泽泻、官桂，共研细末，每服三钱，广皮、生姜泡汤调下。

虽然伤寒一证，传变颇多，不越乎火化、水化、水火合化三端。从火化者，多少阳相火证、阳明燥实证、厥阴风热证；从水化者，多阳明水结证、太阴寒湿证、少阴虚寒证；从水火合化者，多太阴湿热证、少阴厥阴寒热错杂证。试各举脏腑形证，以印证化生之病。

甲，如邪传少阳经证，寒热往来，两头角痛，耳聋目眩，胸胁满疼，舌苔白滑，或舌尖苔白，或单边白，或两边白，脉右弦滑，左弦而浮大，此邪郁腠理，逆于上焦，少阳经病偏于半表证也。法当和解兼表，柴胡枳桔汤主之。

乙，如邪传少阳腑证，寒轻热重，口苦膈闷，吐酸苦水，或呕黄涎而黏，甚则干呕呃逆，胸胁胀疼，舌红苔白，间现杂色，或尖白中红，或边白中红，或尖红中白，或尖白根灰，或根黄中带黑，脉右弦滑，左弦数，此相火上逆，少阳腑病偏于半里证也。法当和解兼清，蒿芩清胆汤主之。如服一剂或二剂后，呕吐虽止，而寒热未除，胸胁尚痛，膈满而闷，已成小结胸者，治以和解兼开降法，柴胡陷胸汤主之。服后胸痛膈闷虽除，而寒热仍发，腹满而痛，便秘溺赤，此少阳上焦之邪，渐结于中焦阳明也。当以和解兼轻下法，大柴胡汤去姜、半夏，加川朴、风化硝治之。

丙，如邪热传入胃经，身灼热，汗自出，不恶寒，反恶热，口大渴，心大烦，揭去衣被，斑点隐隐，溺短赤热，甚则谵语发狂，舌尖红，苔边白中黄，脉右浮洪而数，左亦弦大，此外而肌腠，内而肝胆，上则心肺，下则小肠、膀胱，无不受其蒸灼，但尚为散漫无形之燥热，未曾结实，宜清透而不宜攻下之，阳明外证也，辛凉泄热为君，佐以甘寒救液，新加白虎汤主之。服后斑发虽透，谵语狂妄虽除，而身热不退，口燥渴，汗大出，脉见虚芤者，胃汁枯涸，肺津将亡也，急宜甘凉救液为君，大生肺津，人参白虎汤治之，西洋参、生石膏、知母、生甘草、生粳米（荷叶包），加鲜石斛、鲜生地、梨汁、鲜茅根。如再不应而虚羸少气，气短息促，口干舌燥，汗出肤冷，心神燥躁，脉虚而急疾者，胃液将亡，肺气欲脱也。急急益气固脱，增液宁神，孙氏生脉散，参许氏二加龙蛎汤法，别直参、原麦冬、五味子、绵芪皮、青竹皮、花龙骨、煅牡蛎、陈阿胶、鸡子黄，真伽楠香汁冲，力图急救，希冀侥幸于万一。此就逆证而言，若顺证则新加白虎汤，往往一剂知，二剂已。

丁，如邪传阳明胃腑，其证甚多，以水谷之海，各经皆秉气于胃也。故病有太阳阳明、有正阳阳明、有少阳阳明、有太阴阳明、有少阴阳明、有厥阴阳明，其证有热结、痰结、水结、气结、发黄、蓄血、液枯、正虚之各异。兹将历经实验者，条述如下：

一、太阳阳明。凡太阳病发其汗，汗先出不彻，表邪未净，肢冷身热，微微恶风，腹满而痛，大便不通，舌苔浅黄薄腻，黄中带白，脉右洪数，左尚浮缓，即仲景所谓胃中干燥，因转属阳明，不更衣，内实，大便难者，此为太阳转属阳明之结热也，宜以攻里兼解表法，厚朴七物汤治之。张氏《伤寒论》，太阳阳明误作脾约，必是传讹。

二、正阳阳明。有轻重危三证：轻者由太阳病，若发汗，若吐后，邪仍不解，蒸蒸发热，不吐不下，心烦腹胀满，舌苔正黄，脉右滑大，此热已结胃，胃腑不和也。法当泻热润燥，佐以和胃，调胃承气汤微下之。重者阳明病，潮热多汗，津液外出，胃中燥，小便数，大便必硬，硬则谵语，腹大满，便不通，舌苔老黄，脉右滑数而实，此胃中结热移入小肠也。法当苦寒泻火，佐以辛通，小承气汤缓下之，微和胃气，勿令[①]大泄下。危者阳明病，不大便五六日，至十余日，申酉时发潮热，不恶寒，独恶热，身重短气，腹满而喘，频转矢气，手足濈然出汗，躁则头摇，手痉，谵语发狂，静则独语，如见鬼状，循衣摸床，剧则昏厥不识人，目睛不了了，甚则两目直视，舌苔焦黄起刺，兼有裂纹，甚或焦黑燥裂，或如沉香色苔，中后截生芒刺黑点，脉右沉弦滑数实，左弦数而劲，此胃、小肠热结，上蒸心脑，下移大肠也。急急峻下存阴为君，佐以熄风开窍，大承气汤加犀角、羚羊、紫雪丹急救之。脉弦者生，涩者死，此要诀切记之。

三、少阳阳明。热结膈中，膈上如焚，寒热如疟，热重寒轻，心烦懊侬，口苦而渴，大便不通，腹满而痛，舌赤苔黄，脉右弦大而数，左弦数而搏，此仲景所谓误发汗而利小便，胃中燥烦而实，大便难是也。轻则和解兼攻下法，大柴胡汤主之；重则攻里兼和解法，柴芩清膈煎主之。

四、太阴阳明。其证有二：一为肺胃合病。其人素有痰火，外感伤寒，一转阳明，肺气上逆，咯痰黄厚，或白而腻，胸膈满痛，神昏谵语，腹满胀痛，便闭溺涩，舌苔望之黄滑，扪之糙手，脉右滑数而实，甚或两寸沉伏，此肺中痰火，与胃中热结而成[②]下证也。法当肺与大肠并治，开降肺气以通大便，陷胸承气汤主之。若兼鼻孔煽张，喉中有水鸡声，喘胀闷乱，胸腹坚如铁石者，速投加味凉膈煎峻逐之。又若其人素有痰饮，适

① 令：原作“令令”，当为衍文，故改为“令”。

② 而成：原作“而成而成”，当为衍文，故改为“而成”。

患伤寒，不先解表，或发汗不透，而反下之，阳气内陷，心下因硬，从脘至少腹坚痛拒按，申酉时小有潮热，但头上微汗出，不大便五六日，渴不引饮，舌燥苔白，脉右沉弦而紧，此水与郁热互结在胸脘胁肺胃之间也。法当急下停饮，蠲饮万灵汤主之。若复往来寒热者，先以大柴胡汤加煨甘遂和解以微下之。

一为脾胃合病。其人素多湿热，外感伤寒夹食，一传阳明，热结在胃，胃火炽盛，湿火转成燥火，垢浊薰蒸，腐肠烁液，发痉撮空，谵语妄笑，按其胸腹，壮热灼手，人便不通，溺赤短涩，甚或二便俱闭，舌苔黄刺干腻，或兼灰黑，扪之涩而戟手，脉右沉弦数实，左亦弦数搏指，此脾中湿浊与胃中热结，而成下证也。急急开泄下夺，承接未亡之阴气于一线，小承气汤加川连、至宝丹急救之。若再失下，其脾必约，盖脾与胃以膜相连，任其薰蒸灼烁，则胃液告竭，脾阴亦枯，脾上脂膜，遂干燥而收缩，腹坚而胀，矢如羊粪，仲景麻仁脾约丸。缓不济急，速投三仁承气汤，加风化硝、白蜜润下之，庶可转危为安。若寻常热结液枯，病势尚缓者，只须养荣承气汤，镇润以缓下之。

五、少阴阳明。有轻重危三证：轻者阳明病，外证未解，不先辛凉开达，而遽下之，则胃中空虚，客热之气，乘虚而内陷心包，胃络之间，轻则虚烦不眠，重即心中懊侬，反复颠倒，心窝苦闷，甚或心下结痛，卧起不安，或心愦愦怵惕烦躁，间有谵语，饥不能食，但头汗出，舌苔白滑微黄，或淡黄光滑，或灰白不燥，脉右寸细搏数，或两寸陷下，右关弦滑，此外邪初陷于心胃之间，乃包络热郁之闷证也。法当微苦微辛，轻清开透，连翘栀豉汤主之。开透后，包络血液，被邪热劫伤，往往血虚生烦，心中不舒，愦愦无奈，间吐黏涎，呻吟错语，舌底绛而苔白薄，扪之糙手，脉右寸浮滑，左寸搏动，急急濡液涤涎，宣畅络气，五汁一枝煎清润之。重者少阴病，口燥咽干，心下痛，腹胀不大便，或自利清水，色纯青而气臭恶，舌深红，苔黑燥而厚，脉右沉数而实，左细坚数搏，此少阴邪从火化，合阳明燥化而成下证也。法当急下存阴，大承气汤加犀角、鲜生地峻泻之。危者少阴病，热陷神昏，似寐如醉，谵语妄笑，甚则不语如尸，六七日至十余日，大便不通，腹热灼手，小便赤涩涓滴，脉沉弦而涩，按之牢坚，左小数坚搏，此少阴少火悉成壮火，合并阳明燥热而成下证也，亟亟开泄下夺，泻燎原之邪火，以救垂竭之真阴，犀连承气汤加西黄、麝香急拯之。

六、厥阴阳明。有轻、重、危三证：轻者其人素有肝气，病伤寒六七日，热陷在里，气上撞心，心中疼热，呕吐黄绿苦水，胸膈烦闷，气逆而喘，四肢微厥，腹满便闭，舌边紫，苔黄浊，脉右滑左弦数，此厥阴气结合阳明热结而成下证，仲景所谓厥应下之是也。法当苦辛通降，下气散结，六磨饮子去沉香，加广郁金磨汁主之。重者热陷尤深，四肢虽厥，指甲紫赤，胸胁烦满，神昏谵语，消渴恶热，大汗心烦，大便燥结，溲赤涩痛，舌苔老黄，甚则芒刺黑点，脉右滑大躁甚，左弦坚搏数，此厥阴火亢合阳明热结而成下证，仲景所谓脉滑而厥，厥深热亦深也。法当清燥泻火，散结泄热，四逆散缓不济急，白虎承气汤加广郁金磨汁润下之。若兼少腹攻冲作痛，呕酸吐苦，诸药不效者，更投雪羹合更衣丸包煎，屡奏殊功。危者热深厥深，胸腹灼热，手足独冷，剧则如惊痫，时瘛疭，神迷发厥，终日昏睡不醒，或呓语呻吟，面色青惨，摇头鼓颔，忽然坐起，吐泻不得，腹中绞痛，攒眉咬牙，疼剧难忍，二便俱闭，舌紫赤，苔灰腻带青，六脉沉细数搏，甚或伏而不见，此由厥阴郁火，深伏于肝脏血络之中，而不发露于大经大络，直透胃肠而外发也，往往气闭闷毙，顷刻云亡。治宜先刺要穴出血，如少商、中冲、舌下紫筋、曲池、委中等穴，以开泄其毒血，再灌以紫雪丹，并飞龙夺命丹，以开清窍而透伏邪。果能邪透毒泄，脉起而数。若肝风未熄，神识时清时昏，二便不通，舌卷囊缩，少腹热痛不可暂忍者，急用犀连承气汤加羚羊角、绛雪丹等，凉通而芳透之，或可挽回于十一。

以上太少两阳与阳明合病，仲景已有明文，三阴与阳明合病，仲景《伤寒论》虽未指出，而细阅其书，亦未尝无是证，及临证实验，尤为数见不鲜，爰将病状、脉舌、疗法、药方，一一标明，以补仲景原书之不逮，从岐伯“中阴溜腑”之义，悟出三阴实而邪不能容，邪正互争，还而并入胃腑，以成下证也。

至若发黄蓄血，本阳明常见之变证，所最难治者，阳明病应下失下，邪盛正虚之坏病耳。

先述发黄。阳明病，发热汗出，热从汗越，不能发黄，但头汗出，而身无汗，剂颈而还，小便不利，渴饮水浆，腹微满者，身必发黄。黄而鲜明如橘子色，甚则面目金黄，间或口吐黄汁，甚则心中懊侬，或热痛溺赤黄浊，舌苔黄腻，糙而起刺，脉右滑数，左弦滞，此为瘀热在里，热不得越，而成阳黄也。轻则清利小便为君，荡涤黄液，佐之茵陈蒿汤，调下矾琉丸，绿矾一两，矮硫黄一钱，麦粉三两，黑枣肉二两，捣匀炼丸，每服三分至五分。使黄从小便去，尿如皂角汁，色正赤，一宿腹减；重则荡涤黄液为君，清利小便佐之，栀子大黄汤，调下矾硫丸，使黄从大便去，连解恶臭粪而愈。惟形色枯燥如烟熏者，阳黄死证也，不治。

次论蓄血。其人脘腹中素有宿瘀，邪传阳明，与胃中燥热相搏，壅蔽神气出入之清窍，猝然头摇目瞪，发躁欲狂，甚则血厥，手指抽掣，厥回则脘腹串痛，身重不能转侧，屎虽硬，大便反易，而色黑，小便自利，舌色紫黯，扪之滑润，脉右沉结，左反弦紧有力，此谓瘀热在里，《内经》所谓“蓄血在下，其人如狂”是也。轻则凉血化瘀，犀角地黄汤加桃仁、广郁金、白薇、归须（青糖拌炒）、活䗪虫等清消之；重则破血逐瘀，桃仁承气汤急攻之；极重用抵当汤，去虻虫加夜明砂（蜜炙）、延胡（炒）、穿山甲、杜牛膝、麝香等峻攻之。

若夫邪实正虚，应下失下，不下必死，下之或可望生者，其证有四：

一、为气虚甚而邪实者。气短息促，四末微冷，大便至十余日不通，矢气频转，腹满不舒，躁则惕而不安，手足瘛疭，静则独语见鬼，循衣摸床，舌淡红，苔前中截娇嫩而薄，后根灰腻而腐，脉寸虽微，两尺沉部反坚，此仲景所谓微涩者里虚，最为难治，不可更与承气汤也。法当培元养正，参草姜枣汤：别直参、炙粉草、鲜生姜、大红枣。提补之，外用蜜煎导而通之。

二、为阴亏甚而邪实者。口干舌燥，心烦不寐，便闭已十余日，频转矢气，液枯肠燥，欲下不下，舌前半绛嫩，后根黑腻，脉细而涩，此景岳所谓便虽不通，必不可用硝黄，而势有不得不通者，宜用通于补之剂也。法当滋阴润肠，张氏济川煎润利之；或用吴氏六成汤，熟地、淡苁蓉、当归、天冬、麦冬、白芍，使其津液流通，自能润下。

三、为气血两亏而邪实者。证本应下，耽误失下，邪火壅闭，耗气烁血，以致循衣摸床，撮空理线，两目斜视，昏谵妄笑，便闭已十余日，甚或有数十日不通，舌苔干黄起刺，根带黑色，脉右弦涩，左细数，两尺细坚而搏，证虽气消血枯，而邪热独存，补之则邪火愈甚，攻之则气血不胜，补泻不能，两无生理，然与其坐而待毙，莫若含药而亡，用陶氏黄龙汤，或可回生于万一也。

四、为精神衰弱而邪实者。应下失下，邪热未除，静则郑声重语，喃喃不休，躁则惊惕不安，心神昏乱，妄笑妄哭，如见神灵，大便不通，溺赤涓滴，舌苔黄刺干涩，脉两寸陷下，关尺细坚而结，此由邪盛正虚，神明被迫，故多瞀乱之象也。急急大补阴气以提神，幽香开窍以清心，复脉汤调下妙香丸，辰砂、巴霜、冰麝、西黄、腻粉、金箔，另研极细，入黄蜡、白蜜，同炼匀，和药为丸。弱者二三丸，壮者四五丸。大便通，即止服，标本兼顾，庶可挽救于十一。

戊，邪热传入厥阴经证。一身筋挛，寒热类疟，热重寒轻，头痛胁疼，耳聋目赤，轻则但指头冷，重则手足乍温乍冷，胸满而痛，舌紫苔黄，脉左弦滑，此阳经邪热传入足厥阴经标病也。法当清泄肝热，清肝达郁汤主之，或用四逆散，加制香附、小川连、桑叶、桑枝、广郁金等疏通之。

己，邪热传入厥阴脏经。口苦消渴，气上冲心，心中疼热，饥不欲食，食则吐蛔，或泄利下重，虽泄不爽，或便脓血，或溺血赤淋，舌紫赤，脉弦数，此阳经热邪传入足厥阴脏本病也。法当大泻肝火，龙胆泻肝汤去柴胡，加白头翁、胡连主之。若火旺生风，风助火热，头晕目眩，胸胁胀痛，四肢厥冷，烦闷躁扰，甚则手足瘛疭，状如痫厥，便泄不爽，溺赤涩痛，舌焦紫起刺，脉弦而劲，此肝风上翔，邪陷包络，厥深热亦深也。法当熄风开窍，羚角钩藤汤加紫雪丹急救之。若吐蛔而昏厥者，此为蛔厥，厥回而卧起不安，脘疼烦躁，头摇手痉，面目乍赤乍白乍黑，甚则面青目瞪，口流涎沫者，此为虫痉。舌绛而碎生黄白点，点小如粞，或苔现槟榔纹，隐隐有点，脉乍数乍疏，忽隐忽现，此胃肠灼热如沸，蛔动扰乱之危候也，小儿最多，妇人亦有，速投连梅安蛔汤，调下妙香丸，清肝驱虫以救之，羚角钩藤汤不可与也。

以上少阳、阳明、厥阴三经腑脏变证，皆伤寒邪从火化之传变也。

庚，太阳表证未罢，顺传阳明，表热里寒，肌肉烦疼，头身无汗，但手足濈然汗出，下利清谷，小便不利，舌苔白滑浮胀，脉浮而迟，此仲景所谓“胃中虚冷，水谷不别”故也。先以桂枝橘皮汤解其表；表解，即以香砂二陈汤温其里；里温，则水气化而小便利，下利自止，终以白术和中汤温脾和胃而痊。

辛，太阳表寒解，而阳明中有水气，胃中寒不能食，食谷欲呕，饮水即哕，脘腹满，小便难，大便自利，甚则吐水肢厥，下利完谷不止，舌苔淡白，白滑而嫩，脉沉弦而迟，此由胃阳素虚，猝为表寒所侵，触动里结之水气，累及脾阳不能健运也。呕多者，先与吴茱萸汤止其呕；利多者，与胃苓汤温中化水，水气化则小便利，下利自止，继以香砂理中汤温健脾阳，升发胃气，其病即愈。

壬，邪传太阴经证。体痛肢懈，手足微厥，肌肉烦痛，午后寒热，头胀身重，胸脘痞满，嗌干口腻，舌苔白腻浮滑，甚则灰腻满布，脉右濡滞，此太阳经邪越传足太阴经标病也，法当芳淡温化，藿香正气汤主之。若湿流肌肉，发为阴黄，黄而昏暗，如熏黄色，而无烦渴热象者，前方送下矾硫丸，燥湿除疸以退之。

癸，邪传太阴脏证。口淡胃钝，呕吐清水，大腹痞满，满而时痛，自利不渴，渴不喜饮，小便短少色白，甚则肢厥自汗，神倦气却，舌苔黑滑，黏腻浮胖，或白带黑纹而黏腻，脉沉濡无力，甚则沉微似伏，此太阳寒邪直入足太阴脏证也。法当温健脾阳，香砂理中汤主之；重则热壮脾肾，附子理中汤主之。

子，太阳寒邪内陷少阴经证。初起发热身痛，而头不痛，惟腰脊堕痛，痛如被杖，大便不实，小便清白，恶风怕冷，神静倦卧，四肢微急，舌苔淡红而润，或白而胖嫩，脉沉而缓，此太阳未解，少阴先溃，必其人肾阳素虚，故邪从太阳中络，直入足少阴肾经也。温调营卫为君，佐以扶阳，桂枝加附子汤治之。服药后即啜热稀粥，以微汗之，仍假太阳为出路者，以少阴与太阳为表里，故发热即可发汗，微汗出即止。服仲景麻附细辛法，究嫌冒险，不可轻与。若脉沉紧，反发热，手足冷，是少阴合太阳之表邪，为中见寒水实证，可与麻附甘草汤。麻黄五分、附子八分、炙甘草五分，微发其汗即愈。若服药后，汗不出，反自下利，手足转温，脉紧去而转暴微者，为少阴病欲解也，其寒水不从表出，反从下泄，暂虽发烦下利，必自愈。

丑，太阳寒邪内陷少阴脏证。上吐下利，恶寒倦卧，但欲寐，或微烦身重痛，口中和，手足冷，小便白，舌苔白滑胖嫩，脉沉弱，甚则沉微欲绝，此仲景所谓“下焦虚寒，不能制水”故也。先以附子理中汤，加肉桂、云苓，壮肾阳以化水气。服药后，吐利止而手足转温，或时自烦，欲去衣被者，水去而阳气回复也，可治。若下利虽止，反自汗大出，筋惕肉瞤，目眩心悸，振振欲擗地者，下多伤阴，孤阳从外而亡也，急与真武汤回阳摄阴。若下利既止，而头目眩晕，时时自冒，痰涌喘息，两足冰冷者，下多阴竭，孤阳从上而脱也，急与新加八味地黄汤，镇元纳阳。此二者，皆邪传少阴生死出入之危候也，故仲景原论少阴独多死证。

以上阳明、太阴、少阴三经腑脏变证，皆伤寒邪从水化之传变也。

寅，凡阳经表邪传入太阴，往往脾湿与胃热相兼，其证有四：

一、湿重于热。头胀身重，寒热如疟，汗出胸痞，肢懈体痛，渴不引饮，口腻胃滞，便溏或泻，小便不利，舌苔白滑厚腻，甚或灰腻满布，脉右弦细而缓，或沉热而濡滞，此由其人，中气素虚，故太阴证多，而阳明证少也。辛淡温化为君，佐以芳透，藿香正气汤或大橘皮汤二方酌用之。

二、热重于湿。始虽恶寒，后但热不寒，目黄面赤，唇焦齿燥，耳聋脘闷，胸腹灼热，午后尤重，心烦恶热，大便热泻，溲短赤涩，舌苔黄腻带灰，中见黑点，脉右洪数，甚或大坚而长，此由其人中气素实，故阳明证多，而太阴证少也。苦降辛通为君，佐以凉淡，增减黄连泻心汤清解之。若始虽便泻，继即便闭，舌起芒刺者，加更衣丸，极苦泄热，其便即通。若因循而失清失下，神昏谵语，手足发痉，甚则昏厥，舌苔黄黑燥刺，中见红点，脉右沉数，左弦数，此由湿热化火，火旺生风，逼乱神明之危候也，急与犀连承气汤，加羚羊角、紫雪丹，开泄下夺以拯之。服后大便虽通，发痉虽除，而神识昏厥如尸，手足躁扰，身热不扬，脉似沉缓，甚则沉伏，但舌仍灰黑，红点隐隐，此热陷太阴，防有伏斑内发，郁于阴络之中，而欲达不达也，急与犀羚三汁饮，加大青叶凉血解毒，通络透斑，果能伏斑外达，自然毒透神清。

三、湿热并重。一起即胸膈烦闷，神识瞀乱，大叫腹痛，继即昏不知人，欲吐不吐，欲泻不泻，身热壮热，指冷甲紫，舌苔中黄尖红，甚则灰腻满布，中见红点黑刺，脉两寸陷下，关尺沉弦而涩，此湿遏热郁，夹痧秽或夹食滞，阻闭中上二焦，俗称闷痧，实即湿热夹痧食之干霍乱也。必先捌[1]痧放血，如刺少商、中冲、舌下紫筋、尺泽、委中等穴，继即与涌吐法，炒盐汤调下白矾。又次宣畅气机，连翘栀豉汤调下红灵丹。终与枳实导滞汤缓下之。此就热急者言之。若病热稍缓者，壮热口渴，饮多则呕，心烦脘闷，反复颠倒，卧起不安，四肢倦怠，肌肉疼痛，大便溏热，溺短赤涩，甚则两目欲闭，神昏谵语，舌苔黄腻，或灰腻兼黄点，脉右洪数，左弦滞，此湿热蒙闭中上二焦，积滞郁结下焦也。法当三焦分消，先与连翘栀豉汤开其上，继与增减黄连泻心汤疏其中，终与枳实导滞汤逐其下，或用大橘皮汤，去苍术、官桂，加茵陈、贯众利其溺，以肃清湿热，其病自愈。

四、湿热俱轻。身热自汗，胸脘微闷，知饥不食，口腻微渴，渴不喜饮，便溏溺热，舌苔黄白相兼，薄而黏腻，脉右滞，左微数，此湿热阻滞上焦清阳，胃气不舒，肠热不清之轻证也。但用轻清芳淡法，苇茎汤去桃仁，加藿香叶、佩兰叶、枇杷叶、淡竹叶、青箬叶等，宣畅气机，肃清三焦，自然肺胃清降，湿热去而胃开矣。

卯，邪传少阴脏证。当分手足二经：手少阴心主热气，中含君火；足少阴肾主生阳，中藏寒水。其证有三：

一、水为火烁。心烦不寐，肌肤枯燥，神气衰弱，咽干溺短，舌红尖绛，脉左细数，按之搏指，右反大而虚软，此外邪

① 捌：刺；戳。

挟火而动，阴虚而水液不能上济也。治宜壮水制火，阿胶黄连汤主之。若兼下利咽痛，胸满烦闷者，此水液为虚火下迫，郁热下注而不能上升也。治宜育阴煦气，猪肤汤加伽楠香汁主之。若兼神昏谵语，溲短赤热者，此君火被相火蒸逼，水不制火，而神明内乱，陶节庵所谓“过经不解”是也。治宜清火利水，导赤清心汤主之。若兼筋脉拘挛，手足瘛疭者，此水亏火亢，液涸风动，缪仲淳所谓“内虚暗风”是也。治宜滋阴熄风，阿胶鸡子黄汤主之。

二、火为水遏。四肢厥逆，干咳心悸，便泄溺涩，腹痛下重，舌苔白而底绛，脉左沉弦而滑，右弦急，此阳气内郁不得外达，水气上冲而下注也。治宜达郁通阳，加味四逆散，柴胡八分（炒）、枳实一钱、生白芍一钱、清炙草八分、干姜五分、拌捣五味子三分、桂枝尖五分、浙茯苓四钱（烧酒洗）、捣干薤白五枚、淡附片五分，用水两碗，煎成一碗，去渣温服。主之。

三、水火互结。下利口渴，小便不利，咳逆干呕，心烦不得眠，舌本绛而苔白薄，脉左沉细，按之搏数，右反浮大虚软，此水阴随热下注，郁火反从上冲，仲景所谓“少阴病，脉细沉数，病为在里，不可发汗”是也。治宜滋水泄火，猪苓汤加辰砂、染灯芯、童便、枇杷叶等主之。

辰，凡伤寒邪传厥阴。当分手足二经：手厥阴为包络，内含胆火，主行血通脉；足厥阴为肝脏，下含肾水，主藏血活络。《内经》虽云“厥阴之上，风气治之”，然包络挟胆火发动于上，则为热风，肝气挟肾水，相应而起，则为寒风。火性热，水性寒，故其证最多。寒热错杂，阴阳疑似，约计之则有四：

一、外寒内热。厥则但指头寒，热则微觉烦躁，默默不欲食，渴欲饮水，微热汗出，小便不利，舌苔浅黄薄腻，或正黄带微白，脉右沉滑搏指，左微热而数，此外虽厥而里有热，仲景所谓“厥微热少”。数日小便利，色白者，热除遂欲得食而病愈是也。法当辛凉泄热以利溺，新加白虎汤主之。若厥而兼呕，胸胁烦满，热利下重，继即便血，甚或圊脓血，舌紫苔黄，脉寸浮数，尺弦涩，此包络挟胆火而肆虐，仲景所谓“厥深热亦深”，《内经》所谓“暴注下迫，皆属于热”、“阴络伤则血下溢“是也。法当凉血清肝以坚肠，加味白头翁汤主之。

二、内寒外热。下利清谷，汗出肢厥，身有微热，面少赤，或郁冒，舌苔青滑，脉沉而迟，此阴多阳少，肝挟肾水之寒而肆发，仲景所谓“面戴阳，下虚故也”，急急温通回阳，通脉四逆汤主之。

三、下寒上热。热在膈脘，水在肠中，心下痞硬，嗳腐食臭，腹中雷鸣下利，医误吐之，遂致水食入口即吐，复认作热结旁流，更逆以下，从此下利不止，舌苔黄白相兼，脉弦而涩，此寒格于下，热拒于上，火逆水泻之错杂证也。当清上热、开寒格为君，佐以益气健胃，先与生姜泻心汤，去甘草加淡竹茹、枇杷叶止其吐，继与乌梅丸止其利。

四、上寒下热。水结胸胁，热结在肠，呕吐清水，或吐黄黑浊饮，饥不欲食，食则吐蛔，肢厥心悸，腹痛热泻，泻而不畅，或便脓血，里急后重，溲短赤热，舌苔前半白滑，后根黄腻而厚，脉右弦迟，左沉弦数，此寒格于上，热结于下，水逆火郁之错杂证也。法当先逐其水，蠲饮万灵汤主之；继则清肝泄热，加味白头翁汤主之。

以上太阴、少阴、厥阴各脏变证，皆伤寒邪从水火合化之传变也。

巳，又有所谓小伤寒者，乃因四时感冒寒气，或贪凉冒风，其证肌肤紧缩，皮毛粟起，头痛怕风，鼻塞声重，频打喷嚏，清涕时流，身不发热，舌如平人，或白薄而润，脉右浮左弦而缓，宜以辛散轻扬法，疏达皮毛，葱白香豉汤主之。

午，又有所谓两感伤寒者，乃身受阴寒之气，口食生冷之物，表里俱伤。其病多发于夏令夜间，头疼体痛，身重恶寒，目瞑嗜卧，少气懒言，手足微冷，虽身热亦渴，下利清谷，甚则两脚筋吊，舌苔白而嫩滑，甚或灰而淡白，或灰黑腻苔，舌质嫩滑湿润，脉沉而迟，甚则沉微，法当先温其里，附子理中汤，加公丁香、煨肉果治之。俟里温阳回，则下利止而手足转温。若犹头身俱痛，恶寒筋急者，则以桂枝加附子汤，温通阳气以解表。表解而胃口不开者，则以香砂二陈汤，温运中阳以健胃，其病自愈。东垣大羌活汤，节庵冲和灵宝饮，皆不切病，不可轻与。

未，又有所谓伏气伤寒，乃因非时暴寒中人，伏气于足少阴经，始不觉病，旬月乃发，此病古方谓之肾伤寒。就余所验，多由于其人好色，色欲伤肾，肾经先虚，故偶感暴寒之气，得以伏匿于其经，但其病有二：

一、因肾主水，水性寒，伏气从阴化者多，故病则身虽大热，反欲得衣，面赤戴阳，足冷倦卧，先咽痛，继即下利，甚则肢厥自汗，烦躁不得眠，舌苔虽黑，却浮胖而滋润不枯，脉浮取洪大而数，略按则软而无力，重按即空大而散，此热在皮肤，寒在骨髓，陶节庵所谓“阳虚伏阴”是也。法当大剂温补以救其本，反佐童便凉通以滋其标，先与加味《金匮》肾气汤，浓煎冷服，俟阳虚证退，继以桂枝橘皮汤，温调营卫以和表。

二、因两肾之间有命门，其中虽藏阴精，而却含真火。火性热，伏气从阳化者多，故病身虽大寒，反不欲近衣，胸满恶心，头痛脊疼，指末虽冷，而内热烦躁，舌苔绛底浮白，甚或嫩红胖大，六脉沉伏不见，深按至骨，却似牢而有力，此寒在皮肤，热在骨髓，许学士所谓“阴中伏阳”是也。法宜破阴达阳，使水升火降，得汗而解。重用破阴丹、矮硫黄、水银、陈皮，冷盐汤下。服后若烦躁狂热，手足躁扰，此伏阳外达也，不必惊慌，须臾神定而睡，汗出热退，而病除矣。或用来复丹、矮硫黄、玄精石、牙硝、橘红、青皮、五灵脂、热童便下，小便连解青黑色，其热亦退。盖少阴太阳为表里，破阴丹使伏阳从足太阳经外泄，来复丹使伏阳从足太阳腑下泄，方虽不同，而交通阴阳之功则一，终以育阴养胃法调理收功。

申，又有所谓阴证伤寒者，即寒邪猝时，直中阴经，阴邪横发而暴者是也。病较伤寒为尤甚，当分三阴经证为首要。

一、寒中太阴者。初起即怕寒战栗，头不痛，身不热，口不渴，便四肢厥，上吐下利，脘满腹痛，小便不利，舌苔白滑带灰，甚或灰而滑腻、灰而淡白，脉沉濡而迟，甚或沉濡而微，轻则胃苓汤为主，重则神香圣术煎为主，极重则附子理中汤为主。呕甚兼呃，加姜半夏、沉香、柿蒂；腹胀痛甚，加川朴、明乳香；泻多不止，加煨肉果、灶心土（包煎）。

二、寒中少阴者。初起恶寒厥冷，倦卧不渴，心下胀满，小腹绞疼，下利澄澈清冷，水多粪少，小便白或淡黄，甚则面赤烦躁，欲坐井中，身有微热，渴欲饮水，水入即吐。少饮即脘腹胀满，复不能饮，甚或咽痛气促，或郑声呃逆，舌苔淡白胖嫩，或苔虽灰黑，舌质嫩滑润湿，或由淡白转黑，望之似有芒刺干裂之状，扪之则湿，而滑脉沉而微，甚则沉微绝。轻则真武汤为主，重则附姜白通汤为主，稍缓则附姜归桂汤，再缓则附姜归桂参甘汤。若阳回身温，吐利已除者，此汤加炙绵芪、炒冬术、酒炒白芍、北五味，温和平补以收功。

三、寒中厥阴者。初起即手足厥冷，上吐涎沫，下利清水，有生腥气，心下胀满，汤药入口即吐，手足指甲皆青，恶寒战栗，甚则自汗淋漓，筋惕肉瞤，面赤戴阳，郁冒昏沉，舌卷囊缩，舌苔青滑，或青紫而滑，或淡紫带青，色黯质滑，脉细欲绝，甚则脉绝。脉还出者生，不出者死，脉渐渐缓出者生，暴出者死。轻则当归四逆汤，加吴茱萸、生姜汁；重则通脉四逆汤，加吴茱萸、紫猺桂；极重则回阳急救汤主之。外治灸气海，在脐下一寸五分。丹田，脐下二寸。关元，脐下三寸。三穴用大艾六七壮，灸至肢温脉出为度。

卷　三

慈溪　严鸿志痴孙　纂辑

后学镇海胡修鉴镜如　校字

何廉臣论温热伏气与新感不同

新感温热，邪从上受，必先由气分陷入血分，里证皆表证侵入于内也。伏气温热，邪从里热，必先由血分转出气分，表证皆里证浮越于外也。新感轻而易治，伏气重而难疗，此其大要也。

谓予不信，请述陆氏九芝评孟英之言曰：仲景所论温热是伏气，天士所论温热是外感，故以“温邪上受，首先犯肺，逆传心包”十二字揭之篇首，以自别异果。如其说则所称温热者，即俗所谓小风温、小风热，如目赤颐肿、喉梗牙疼之热，却只须辛凉轻剂，其病立愈。更述薛瘦吟之言曰：凡病内无伏气，纵感风寒暑湿之邪，病必不重，重病皆新邪引热伏邪也。但伏气有二：伤寒伏气，即春温夏热病也；伤暑伏气，即秋温冬温病也。邪伏既久，血气必伤，故治法与伤寒、伤暑正法大异，且其气血亦钝而不灵，故灵其气机，清其血热，为治伏邪第一要义。第其间所伏之邪，有微甚，有浅深，人之性质，有阴阳，有强弱，故就中又有轻重之分焉，医必识得伏气，方不至见病治病，能握机于病象之先，然非熟于亢害承制之理，亦岂能测未来之病乎？然非谓司天运气也，雨旸寒燠在在留心，久当自悟耳。

由是观之，同一温热症，而新感之与伏气病所之浅深不同，病情之轻重不同，病机之安危不同，故其疗法亦因之而不同。

何廉臣论温热即是伏火

凡伏气温热，皆是伏火，虽其初感受之气，有伤寒、伤暑之不同，而潜伏既久，蕴酿蒸变，逾时而发，无一不同归火化，中医所谓伏火症，即西医所谓内炎症也。王秉衡曰：风寒暑湿，悉能化火，血气郁蒸，无不生火。所以人之火症独多焉。朱心农曰：东南方天时多热，地气多湿，最多湿热湿温之症，正伤寒症极少。即云冬月多正伤寒症，亦不尽然。历症以来，恒见大江以南，每逢冬令太温，一遇感冒，表分虽有外寒，内则竟多伏火，悉以伏火治之，丝毫不爽，故魏柳州曰：壮火为万病之贼。嘉约翰曰：炎症为百病之源。中医、西医，其揆一也。虽然同一伏火，而湿火与燥火判然不同。以治燥火之法治湿火，则湿逾遏而热愈伏，势必为痞满，为呕呃，为形寒热不扬，为肠鸣泄泻，甚则热闭清窍，谵语神昏，自汗肢厥，或口噤不语，或手足拘挛；以治湿火之法治燥火，则以燥济燥，犹拨火使扬，势必为灼热，为消渴，为热盛昏狂，为风动痉厥，甚则鼻煽音哑，舌卷囊缩，阴竭阳越，内闭外脱，是以对症发药，必据燥火、湿火之现症为凭，分际自清，误治自少。

戴麟郊论温热五种辨法

辨 气

风寒之气，从外收敛入内，病无蒸气触人，间有作蒸气者，必待数日后，转入阳明腑症之时。温热及湿温症，其气从中蒸达于外，病即有蒸气触人，轻则盈于床帐，重则蒸然一室，以人身脏腑、气血津液，得寒气则内敛，得火气则上炎。温热火气也，人受之，从脏腑蒸出于肌表，气血津液，逢蒸而败，因败而溢，溢出有盛衰，斯充达有远近，非鼻观精者，不能辨之。辨之既明，治之毋惑，知为温热而非伤寒，则凡于头痛发热之诸表症，不得误用辛温发散，于诸里症当清当下者，亦不得迟回瞻顾矣。

辨 色

风寒主收敛，敛则结，面色多绷结而光洁；温热主蒸散，散则缓，面色多松缓而垢晦。人受蒸气，则津液上溢于面，头目之间多垢滞，或如油腻，或如烟熏，望之可憎者，皆温热之色也。一见此色，虽头痛发热，即不得用辛发热散；一见舌黄烦渴诸里症，即宜攻下，不可拘于“下不厌迟”之说。

辨 舌

风寒在表，舌多无苔，即有白苔，亦薄而滑，渐传入里，方由白而黄，转燥而黑。温热一见头痛发热，舌上便有白苔，且厚而不滑，或色间淡黄，或粗如积粉，或兼二三色，或白苔即燥。又有至黑不燥，则以兼湿挟痰之故，然必按之粗涩，或兼有朱点，有罅[①]纹，不可误认为里寒阴结也。治温热者，能先于表症辨之，不用辛温发散，一见里症，即用清凉攻下，斯得之矣。

辨　神

风寒之中人，令人心知所苦，而神自清，如头痛寒热之类，皆自知之。至传里入胃，始或有神昏谵语之时，缘风寒为病，其气不昏而神清。温热初起，便令人神情异常，而不知所苦，大概烦躁者居多，甚或如痴如醉，扰乱惊悸，及问其何所苦，则不自知，即间有神清而能自知者，亦多梦寐不安，闭目若有所见，此即谵语之根也。或亦以始初不急从凉散，迁延时日，故使然耳。

辨　脉

温热之脉，传变后与风寒颇同，初起时，与风寒迥别。风寒从皮毛而入，一二日脉多浮，或兼紧、兼缓、兼洪，无不浮者。传里始不见浮脉，然其至数，亦清楚而不模糊。温热从中道而出，一二日脉多沉，迨自里出表，脉始不沉而数，或兼弦或兼大，然总不浮，其至数，则模糊而不清楚。凡初起脉沉迟，

① 罅：裂开。《文选·左思〈蜀都赋〉》："樼栗罅发。"刘逵注："罅发，栗皮坼罅而发也。"

勿认作阴症，沉者邪在里，迟者邪在脏也，脉象同于阴寒，而气色舌苔神情，依前诸法辨之，自有不同者，或数而无力，亦勿作虚视。因其热蒸气散，脉自不能鼓指，但当解热，不当补气，受病之因各殊，故同脉而异断。

戴氏论温热与风寒各异

辨其气之异

风主疏泄，寒主凝涩，二气虽有不同，然初皆冷而不热，其中人也，郁而不宣，方其初受在表，自宜温散，麻黄汤、桂枝汤[①]、葛根汤、苏羌饮等方，皆散寒之剂，非解热之剂也。温热由伏气而成，热而不冷，其伤人也，立蒸而腐败，初起即宜凉解，栀豉汤、葛根芩连汤、麻杏石甘汤、黄芩汤、葳蕤汤、六神通解散等方，皆解热之剂，非散寒之剂也。以解热之剂治风寒，轻则寒中呕利，重则阳陷厥逆；以散寒之剂治温热，轻则衄渴谵妄，重则枯竭亡阴，此气之不可不辨也。

辨其受之异

风寒从表入里，自皮毛而肌腠，而筋骨，而胸膈胃肠，一层渐深一层，不能越此入彼，故汗不厌早，下不厌迟，为散为和，浅深毫不可紊，以其气皆属冷，必待寒化为热，邪敛入内，

① 桂枝汤：原作“桂子汤”，同治壬申年《广瘟疫论》作“桂枝汤”，据改。

方可攻下凉解，否则虚其里，气反引表邪内陷，而成结胸痞利诸症。湿温从募原而发，温热从血络而发，先踞膜络之中，必内溃而后变九传，由里出表，虽出表而里未必全无邪恋，经过之半表，亦未必不为邪伤，故下不厌早，汗不厌迟，为和为解，浅深必不可拘，以其气皆属热，热能作蒸，不必郁变，而此蒸即带彼热，未出表而误温之，始则引热毒燎原，而为斑衄狂喘，末传则伤真阴，为枯槁沉昏厥逆诸危候矣。

辨其传经之异

温热传经，与风寒不同。风寒从表入里，故必从太阳而阳明，而少阳，而入胃。若温热，则邪从中道而或表或里，惟视人何经之强弱为传变。故伏邪之热，有先表后里者，有先里后表者，有但里不表者，有表而再表者，有里而再里者，有表里偏胜者，有表里分传者，有表里分传而再分传者，有表里三焦齐发者，此为九传。医必先明九传之理由，而后能治伏邪，试言其要。风寒从表入里，必待渐次闭郁而传变，故在表时不必兼见里症，入里后不必复见表症。温热本从里出表，故见表症时，未有不兼见一二里症者，亦未有不兼见一二半表半里症者，且温热属蒸气，表而里，里而表，原是不常，有里症下之而其邪不尽，仍可出表者，有谵妄昏沉之后，病愈数日，复见头痛发热，复从汗解者，此所谓表而再表，风寒必无是也。更有下症全具，用下药后，里气通而表亦达，头痛发热，得汗而解，胸闷心烦，暂从疹斑而解，移时复见舌黑心闷腹痛谵妄，仍待大下而后愈者，此所谓里而再里，风寒必无是也。若夫表里分传三焦齐发之症，风寒十无一二，温热十有六七。但据传经之专杂为辨，初起专见一经症者，属风寒初起，杂见二三经症者，属温热；日久而渐传者，属风寒，一日骤传一二经或二三经者，属温热。则虽病有变态，而风寒不混于温热，温热不混于风寒，施治自无误矣。

戴氏论温热证辨似要义

凡病俱以虚、实、寒、热四字为大纲，温热症何独不然？但虚、实、寒、热之真者易辨，似者难辨，后所列温热各论、表里诸症，皆实邪、热邪，而实热中亦有虚寒。至虚邪、寒邪，而虚寒中亦有实热，故有实症似虚，虚症似实，热症似寒，寒症似热，尤不可不细辨也。所谓实症似虚者，即以表症论之。头痛发热，邪在表也，其脉当浮，症当无汗，而反自汗，脉无力，用发表药而身反疼痛，则似虚矣。故人惑于多自汗，而误用桂枝汤者有之；惑于脉无力，而引仲景《太阳篇》“发热恶寒，脉微弱为无阳”，而误用小建中汤者有之；惑于身疼痛，而引仲景“若不差，身体疼痛，当温其里”，误用四逆汤者有之。不知伏邪之在表。其自汗者，邪热自里蒸出于表，非表虚也；其脉无力者，热主散漫，散漫则脉软，非比寒主收敛，而脉紧也；身体反疼者，伏邪自里而渐出于表，非比阳虚不任发表也。此在表之实症似虚者也。

又以半表半里论之。寒热往来，胸胁满邪，在半表半里也，其脉当弦，其口当渴，而脉反沉，口不渴，则似寒矣。故人惑于脉沉，而以胸胁满为太阴，口不渴为内寒，而误用理中汤，不知伏邪之半表半里。其脉沉者，邪伏于募原而未出表，故脉不浮，非阳虚也；其不渴者，邪未传变，未入胃腑，故不能消水，非内寒也。此半表半里之热症似寒者也。

又以里症论之。口燥咽干，不得眠，邪在里，其脉当洪，其身当热，其便当结，而脉反沉微涩弱，身反四肢厥冷，大便自利，则全似虚寒矣。人惑于脉微涩弱，而用参、芪者有之；惑于厥逆，而用桂、附者有之；惑于自利，而用参、术、干姜者有之。不知伏邪在里。其脉沉微涩弱者，乃邪热结于肠胃，气不达于营卫也；其身反厥冷者，邪热结于里，而不达于外，气结于下，而不通于上也；其自利者，乃热结旁流也。此在里之实症似虚、热症似寒者也。

总之，温热为伏火，与风寒之寒因大异，故脉证虽有似虚似寒之时，而一一辨其为温热症，则属邪盛，而反见虚寒之假象，明眼人不当为其所惑也。

所谓虚症似实者，即以表证论之。头痛发热，身疼痛，自汗，脉浮大，邪在表也，而屡用清凉表散，其症不减者，非药力之不专，乃正气不能使药力达表，阴液不能随阳气作汗也。此伏邪在表时，虚症之似实者也。气虚者，加参、芪于表药中即汗；阴虚者，加润剂于表药中即汗。若不知其气血之两亏，而宣表不已，势必暴厥而死。

更以半表半里论之。胸胁满，耳聋呕吐，如疟状，脉弦，邪在半表半里也，而屡用和解消导，其症更加者，非药力之不到，乃中焦脾胃伤而气不运，肝阴伤而火更燥也。此伏邪在半表半里时，虚症之似实者也。必合四君、六君于和解药中，合四物于清解药中，始能战汗而解。若更消导清解不已，必至胃气绝而死。

更以里症论之。舌苔黄黑裂燥芒刺，胸腹胁脐硬痛，大小便闭，六脉数大，邪在里也，而屡用攻利药，或总不得利，或利后愈甚，乃正气不能传送肠胃，血液不能滋润肠胃，非药力之不峻也。此伏邪传里时，虚症之似实者也。气虚者，助胃以资传送；血枯者，养阴以借濡滑，气行津化，方得通利。若不知其亏竭，而恣意攻利，必昏沉痿顿而死。

总之，药不中病，则伤正气。伤其下，则正气浮越而上逆；伤其中，则正气虚散而外越。脉症虽有似实似热之时，而一询其来路，若已治之大过，则属气从内夺，正气夺则虚，明眼人当不为所惑也。

夫一症而虚实互异，用药稍误而生死攸分，将以何者为辨症之把柄乎？曰：以开卷所列五辨法辨之，则了然矣。而更以曾经误治，与未经误治，辨其伏邪之为实为虚，为实中夹虚，为虚中夹实，则得其大纲，而更得其细目，然后似是而非之症，断不能惑矣。

叶香岩外感温热论

温邪上受，首先犯肺，逆传心包。肺主气，属卫；心主血，属营。辨营卫气血，虽与伤寒同，若论治法，则与伤寒大异也。盖伤寒之邪，留恋在表，然后化热入里，温邪则变热最速。未传心包，邪尚在肺，肺主气，其合皮毛，故云在表。在表初用辛凉轻剂，挟风则加入薄荷、牛蒡之属，挟湿加芦根、滑石之流。或透风于热外，或渗湿于热下，不与热相抟，势必孤矣。不尔，风挟温热而燥生，清窍必干，谓水主之气，不能上荣，两阳相劫也。湿与温合，蒸郁而蒙蔽于上，清窍为之壅塞，浊邪害清也。其病有类伤寒，其验之之法，伤寒多有变证，温热虽久，在一经不移，以此为辨。

前言辛凉散风，甘淡驱湿，若病仍不解，是渐欲入营也。营分受热，则血液受劫，心神不安，夜甚无寐，或斑点隐隐，即撤去气药。如从风热陷入者，用犀角、竹叶之属；如从湿热陷入者，犀角、花露之品，参入凉血清热方中。若加烦躁，大便不通，金汁亦可加入。老年或平素有寒者，以人中黄代之，急急透斑为要。

若斑出热不解者，胃津亡也，主以甘寒，重则如玉女煎，轻则如梨皮、蔗浆之类。或其人肾水素亏，虽未及下焦，先自彷徨矣，必验之于舌。如甘寒之中，加入咸寒，务在先安未受邪之地，恐其陷入易易耳。

若其邪始终在气分流连者，可冀其战汗透邪，法宜益胃，令邪与汗并，热达腠开，邪从汗出。解后胃气空虚，当肤冷一昼夜，待气还自温暖如常矣。盖战汗而解，邪退正虚，阳从汗泄，故肤渐冷，未必即成脱证，此时宜令病者安舒静卧，以养阳气来复，旁人切勿惊惶，频频呼唤，扰其元神，使其烦躁。但诊其脉，若虚软和缓，虽倦卧不语，汗出肤冷，却非脱证；若脉急疾，躁扰不卧，肤冷汗出，便为气脱之证矣。更有邪盛正虚，不能一战而解，停一二日再战汗而愈者，不可不知。再论气病，有不传血分，而邪留三焦，亦如伤寒中少阳病也。彼则和解表里之半，此则分消上下之势，随证变法，如近时杏、朴、苓等类。或如温胆汤之走泄，因其仍在气分，犹可望其战汗之门户，转疟之机括[①]。

大凡看法，卫之后方言气，营之后方言血。在卫汗之可也，到气才可清气，入营犹可转热透气，如犀角、元参、羚羊等物。

---

① 机括：指治事的权柄。《风俗通·过誉》："稜（韩稜）统机括，知其虚实。"

入血就恐耗血动血，直须凉血散血，如生地、阿胶、赤芍等物。否则前后不循缓急之法，虑其动手便错，反致慌张矣。

且吾吴湿邪害人最广，如面色白者，须要顾其阳气，湿胜则阳微也。法应清凉，然到十分之六七，即不可过于寒凉，恐成功反弃，何以故耶？湿热一去，阳亦衰微也。面色苍者，须要顾其津液，清凉到十分之六七，往往热减身寒者，不可就云虚寒，而投补剂，恐炉烟虽熄，灰中有火也。须细察精详，方少少与之，慎不可直率而往也。又有酒客里湿素盛，外邪入里，里湿为合，在阳旺之躯，胃湿恒多，在阴盛之体，脾湿亦不少，然其化热则一。热病救阴犹易，通阳最难。救阴不在血，而在津与液；通阳不在温，而在利小便。然较之杂证，则有不同也。

再论三焦，不得从外解，必致成里结，里结于何，在阳明胃与肠也。亦须用下法，不可以气血之分，就不可下也。但伤寒邪热在里，劫烁津液，下之宜猛，此多湿邪内搏，下之宜轻。伤寒大便溏，为邪已尽，不可再下；湿温病大便溏，为邪未尽，必大便硬，慎不可再攻也，以粪燥为无湿矣。

再人之体，脘在腹上，其地位处于中，按之痛，或自痛，或痞胀，当用苦泄，以其入腹近也。必验之于舌，或黄或浊，可与小陷胸汤，或泻心汤，随证治之。或白不燥，或黄白相兼，或灰白不渴，慎不可乱投苦泄。其中有外邪未解，里先结者，或邪郁未伸，或素属中冷者，虽有脘中痞闷，宜从开泄，宣通气滞，以达归于肺，如近俗之杏、蔻、橘、桔等是。轻苦微辛，具流动之品可耳。

再前云舌黄或浊，须要有地之黄。若光滑者，乃无形湿热，中有虚象，大忌前法。其脐以上为大腹，或满或胀或痛，此必邪已入里矣，表证必无，或十之存一，亦要验之于舌，或黄甚，或如沉香色，或老黄色，或中有断纹，皆当下之，如小承气汤用槟榔、青皮、枳实、元明粉、生首乌等。若未现此等舌，不宜用此等法，恐其中有湿聚太阴为满，或寒湿错杂为痛，或气壅为胀，又当以别法治之。

再黄苔不甚厚而滑者，热未伤津，犹可清热透表；若虽薄而干者，邪虽去而津受伤也。苦重之药，当禁，宜甘寒轻剂可也。

再论其热传营，舌色必绛。绛，深红色也，初传绛色中兼黄白色，此气分之邪未尽也，泄卫透营两和可也；纯绛鲜色者，包络受病也，宜犀角、生地、连翘、郁金、石菖蒲等。延之数日，或平素心虚有痰，外热一陷，里络就闭，非菖蒲、郁金所能开，须用牛黄丸、至宝丹之类，以开其闭，恐其昏厥为痉也。

再色绛而舌中心干者，乃心胃火燔，劫烁津液，即黄连、石膏亦可加入。若烦渴烦热，舌心干，四边色红，中心或黄或白者，此非血分也，乃上焦气热烁津，急用凉膈散，散其无形之热，再看其后转变可也，慎勿用血药，以滋腻难散。至舌绛望之若干，手扪之原有津液，此津亏湿热熏蒸，将成浊痰，热闭心包也。

再有热传营血，其人素有瘀伤宿血在胸膈中，挟热而搏，其舌色必紫而暗，扪之湿，当加入散血之品，如琥珀、丹参、桃仁、丹皮等。不尔，瘀血与热为伍，阻遏正气，遂变如狂、发狂之证。若紫而肿大者，乃酒毒冲心；若紫而干晦者，肾肝色泛也，难治。

舌色绛而上有黏腻，似苔非苔者，中挟秽浊之气，急加芳香逐之。舌绛欲伸出口，而抵齿难骤伸者，痰阻舌根，有内风也。舌绛而光亮，胃阴亡也，急用甘凉濡润之品。若舌绛而干燥者，火邪劫营，凉血清血为要。舌绛而有碎点白黄者，当生疳也，大红点者，热毒乘心也，用黄连、金汁，其有虽绛而不鲜。干苦而痿者，肾阴涸也，急以阿胶、鸡子黄、地黄、天冬等救之，缓则恐涸极而无救也。

其有舌独中心干绛者，此胃热，心营受灼也，当于清暑方中，加入清心之品，否则延及于尖，为津干火盛也。舌尖绛独干此，心火上炎，用导赤散散其腑。

再舌苔白厚而干燥者，此胃燥气伤也，滋润药中，加甘草，令甘守津还之意；舌白而薄者，外感风寒也，当疏散之；若白干薄者，肺津伤也，加麦冬、花露、芦根汁等轻清之品，为上者上之也；若白苔绛底者，湿遏热伏也，当先泄湿透热，防其就干也，勿忧之，再从里透于外，则变润矣。初病舌就干，神不昏者，急加养正透邪之药；若神已昏，此内匮矣，不可救药。

又不拘何色。舌上生芒刺者，皆是上焦热极也，当用青布拭冷薄荷水揩之。即去者轻，旋即生者险矣。

舌苔不燥，自觉闷极者，属脾湿盛也。或有伤痕血迹者，必问曾经搔挖否，不可以有血而便为枯证，仍从湿治可也。再有神情清爽，舌胀大不能出口者，此脾湿胃热郁极化风，而毒延口也，用大黄磨入当用剂内，则舌胀自消矣。

再舌上白苔黏腻，吐出浊厚涎沫，口必甜味也，为脾瘅病，乃湿热气聚，与谷气相搏，土有余也。盈满则上泛，当用省头草芳香辛散以逐之，则退。若舌上苔如碱者，胃中宿滞，挟浊秽郁伏，当急急开泄，否则闭结中焦，不能从募原达出矣。

若舌无苔，而有如烟煤隐隐者，不渴肢寒，知挟阴病，如口渴烦热，平时胃燥舌也，不可攻之。若燥者，甘寒益胃；若润者，甘温扶中。此何故？以外露而里无也。

若舌黑而滑者，水来克火，为阴证，当温之；若见短缩，此肾气竭也，为难治，欲救之，加人参、五味子，勉希万一；舌黑而干者，津枯火炽，急急泻南补北；若燥而中心厚痦者，土燥水竭，急以咸苦下之。

舌淡红无色者，或干而色不荣者，当是胃津伤，而气无化液也，当用炙甘草汤，不可用寒凉药。

若舌白如粉而滑，四边色紫绛者，温疫病初入募原，未归胃腑，急急透解，莫待传陷而入为险恶之病，且见此舌者，病必见凶，须要小心。凡斑疹初见，须用纸捻照，看胸背两胁，点大而在皮肤之上者为斑，或云头隐隐，或琐碎小粒者，为疹，又宜见而不宜见多。按方书谓斑色红者属胃热，紫者热重，黑者胃烂，然亦必看外证所合，方可断之。

然而春夏之间，湿病俱发疹为甚，且其色要辨。如淡红色，四肢清，口不甚渴，脉不洪数，非虚斑即阴斑。或胸微见数点，面赤足冷，或下利清谷，此阴盛格阳于上而见，当温之。若斑色紫小点者，心包热也；点大而紫，胃中热也。黑斑而光亮者，热胜毒盛，虽属不治，若其人气血充者，或依法治之，尚可救；若黑而晦者，必死；若黑而隐隐，四旁赤色，火郁内伏，大用清凉透发，间有转红，成可救者；若夹斑带疹，皆是邪之不一，各随其部而泄。然斑属血者恒多，疹属气者不少，斑疹皆是邪气外露之象，发出宜神情清爽，为外解里和之意。如斑疹出而昏者，正不胜邪，内陷为患，或胃津内涸之故。再有一种白痦，小粒如水晶色者，此湿热伤肺，邪虽出而气液枯也，必得甘药补之。或未至久延，伤及气液，乃湿郁卫分，汗出不彻之故，当理气分之邪；或白如枯骨者，多凶，为气液竭也。

再温热之病，看舌之后亦须验齿。齿为肾之余，龈为胃之络，热邪不燥胃津，必耗肾液，且二经之血，皆走其地，病深动血，结瓣于上。阳血者色必紫，紫如干漆；阴血者色必黄，黄如酱瓣。阳血若见，安胃为主；阴血若见，救肾为要。然豆瓣色者多险，若证还不逆者尚可治，否则难治矣。何以故耶？盖阴下竭，阳上厥也。

齿若光燥如石者，胃热甚也。若无汗恶寒，卫偏胜也，辛凉泄卫透汗为要；若如枯骨色者，肾液枯也，为难治；若上半截润，水不上承，心火上炎也，急急清心救水，俟枯处转润为安。

若咬牙啮齿者，湿热化风痉病，但咬牙者，胃热气走其络也。若咬牙而脉证皆衰者，胃虚无谷以内荣，亦咬牙也，何以故耶？虚则喜实也。舌本不缩而硬，而牙关咬定难开也，此非风痰阻络，即欲作痉证，用酸物擦之即开，木来泄土故也。

若齿垢如灰糕样者，胃气无权，津亡，湿浊用事，多死。而初病齿缝流清血痛者，胃火冲激也；不痛者，龙火内燔也。齿焦无垢者死，齿焦有垢者，肾热胃劫也，当微下之，或玉女煎清胃救肾可也。

再妇人病温，与男子同，但多胎前产后，以及经水适来适断。大凡胎前病，古人皆以四物加减用之，谓护胎为要，恐来害妊。如热极用井底泥蓝布浸冷，覆盖腹上等皆是保护之意。但亦要看邪之可解处，用血腻之药不灵，又当省察，不可认板法，然须步步保护胎元，恐损正邪陷也。

至于产后之法，按方书谓慎用苦寒，恐伤其已亡之阴也。然亦要辨其邪能从上中解者，稍从证用之亦无妨也，不过勿犯下焦，且属虚体当如虚怯人病邪而治。总之无犯实实虚虚之禁，况产后当气血沸腾之候，最多空窦，邪势必乘虚内陷，虚处受邪，为难治也。

如经水适来适断，邪将陷血室，少阳伤寒言之详悉，不必多赘。但数动与正伤寒不同，仲景立小柴胡汤，提出所陷热邪，参、枣扶胃气，以冲脉隶属阳明也，此与虚者为合法。若热邪陷入与血相结者，当从陶氏小柴胡汤去参、枣，加生地、桃仁、楂肉、丹皮或犀角等。若本经血结自甚，必少腹满痛，轻者刺期门，重者小柴胡汤去甘药，加延胡、归尾、桃仁；挟寒加肉桂；心气滞者加香附、陈皮、枳壳等。然热陷血室之证，多有谵语如狂之象。防是阳明胃实，当辨之血结者，身体必重，非若阳明之轻旋便捷者，何以故耶？阴主重浊，络脉被阻，侧旁气痹，连胸背皆拘束不遂，故去邪通络，正合其病。往往延久，上逆心包，胸中痛，即陶氏所谓血结胸也。王海藏出一桂枝红花汤，加海蛤、桃仁，原为表里上下一齐尽解之理，看此方大有巧手，故录出以备学者之用。

陈平伯外感温病篇

风温为病，春月与冬季居多，或恶风，或不恶风，必身热咳嗽烦渴，此风温证之提纲也。

风温证，身热畏风，头痛咳嗽，口渴脉浮数，舌苔白者，邪在表也，当用薄荷、前胡、杏仁、桔梗、桑叶、川贝之属，凉解表邪。

风温证，身热咳嗽，自汗口渴，烦闷脉数，舌苔微黄者，热在肺胃也，当用川贝、牛蒡、桑皮、连翘、橘皮、竹叶之属，凉泄里热。

风温证，身灼热，口大渴，咳嗽烦闷，谵语如梦语，脉弦数干呕者，此热灼肺胃，风火内旋，当用羚羊、川贝、连翘、麦冬、石斛、青蒿、知母、花粉之属，以泄热和阴。

风温证，身热咳嗽，口渴下利，苔黄谵语，胸痞脉数，此温邪由肺胃下注大肠，当用黄芩、桔梗、煨葛、豆卷、甘草、橘皮之属，以升泄温邪。

风温证，热久不愈，咳嗽唇肿，口渴胸闷，不知饥，身发白疹，如寒粟状，自汗脉数者，此风邪挟太阴脾湿，发为风疹，用牛蒡、荆芥、防风、连翘、橘皮、甘草之属，凉解之。

风温证，身热咳嗽，口渴胸痞，头目胀大，面发泡疮者，风毒上壅阳络，当用荆芥、薄荷、连翘、元参、牛蒡、马勃、青黛、银花之属，以清热散邪。

风温证，身大热，口大渴，目赤唇肿，气粗烦躁，舌绛齿板，痰咳，甚至神昏谵语，下利黄水者，风温热毒，深入阳明营分，最为危候，用犀角、连翘、葛根、元参、赤芍、丹皮、麦冬、紫草、川贝、人中黄，解毒提斑，间有生者。

风温毒邪，始得之，便身热口渴，目赤咽痛，卧起不安，手足厥冷，泄热脉伏者，热毒内壅，络气阻遏，当用升麻、黄芩、犀角、银花、甘草、豆卷之属，升散热毒。

风温证，身热自汗，面赤神迷，身重难转侧，多眠睡，鼻鼾，语难出，脉数者，温邪内逼阳明，精液劫夺，神机不运，用石膏、知母、麦冬、半夏、竹叶、甘草之属，泄热救津。

风温证，身热痰咳，口渴神迷，手足瘛疭，状若惊痫，脉弦数者，此热劫津液，金囚木旺，当用羚羊、川贝、青蒿、连翘、知母、麦冬、钩藤之属，以熄风清热。

风温证，热渴烦闷，昏愦不知人，不语如尸厥，脉数者，此热邪内蕴，走窜心胞络，当用犀角、连翘、焦远志、鲜石菖蒲、麦冬、川贝、牛黄、至宝之属，泄热通络。

吴坤安暑证篇

暑与暍皆日气也，不必分属。动而得之为中暍，静而得之为中暑，其说出自洁古，后人因之，未可据为确论也。盖动静不过劳逸之分，既均受暑，治法不甚相远，至于阴暑尤宜速辨。夫当盛暑之时，炎火若炙，静处深堂大厦，正以避暑，不近烈日，炎暑何来。膏粱体亦有中暑之症者，盖不能无冒暑应接，正在动中得之耳，此静中之动，即洁古所称静得之暑也。若乃纳凉于水阁山房，或感冒微风，或静夜着凉，此外感阴寒，遏其周身阳气，以致头痛恶寒，体热无汗等症者，当以辛温之剂，微微散表。至若浮瓜沉李，冷水寒冰，以伤胃中之阳，又当温中散寒，此乃暑月感寒之症，不得以阴暑名之。然以辛温治阴暑，其弊在命名，若薛氏以温热之品治中暍，则贻害不浅矣。窃为辨正，以免后学之惑[1]。

一、暑伤气分。凡吸入暑气致病，上焦气分先受，舌白边红，呕恶烦渴，咳嗽喘急，二便不爽，脉右大者，此暑邪阻于上焦气分也，宜杏仁、石膏、半夏、厚朴、栀皮、豆豉、郁金、竹茹之类；如热邪内迫，肺气郁闭，而致胸中胀闷，宜栀子豉汤，加枳实、川郁金、杏仁、半夏、白蔻、滑石、连翘、蒌皮、黄芩之类。

二、暑袭肺卫。如身热头胀，脘闷咳呛不已者，此暑邪外袭于肺卫也，宜清上焦，光杏仁、滑石粉（各三钱）、香薷（七分）、白蔻（五分）、通草（一钱五分）、丝瓜叶（三钱）；如暑

① 惑：原作“感”，嘉庆丁卯《伤寒指掌》作“惑”，义胜，据改。

风外袭肺卫，气阻发热，畏风头胀咳呛，防作肺疟，宜香薷、杏仁、桔梗、连翘、六一散、丝瓜叶。

三、肺伤痰喘。暑风热气伤肺，身热痰嗽而喘者，宜桑叶、杏仁、连翘、石膏、淡竹叶、橘红、瓜蒌仁、瓜蒌皮、苡仁、芦根之类；喉痛，加射干、牛蒡；小水不利，加六一散；头胀，加鲜荷叶。如暑湿伤气，午后痰喘更加者，肺先受病也，亦宜清理上焦，为无形气分之治，如芦根、杏仁、蒌霜、苡仁、橘红、川贝、西瓜翠衣、通草、茯苓皮之类。

四、暑湿伤胃。凡身热，中焦痞满，不饥不纳，二便不爽，此暑热伤于中焦气分，热痰聚胃所致，宜苦辛泄降，半夏泻心去甘草、干姜，加杏仁、枳实。

五、暑入营分。凡身热心烦，面赤舌绛，神呆夜寐不安，此暑邪入于心也，辰砂六一散，加川郁金、川连之类，或犀角尖、鲜生地、石菖蒲、广郁金、连翘、银花之类。

六、暑入膻中。如暑邪初伤气分，发热口渴，失治则邪传膻中，舌形绛缩，小便赤涩，鼻煤裂血，耳聋神昏，此邪由气分漫延及血，最怕内闭外脱，急用犀角尖、石菖蒲、广郁金、鲜生地、银花、连翘、元参、西黄之类。

七、暑入阳明。凡大热大渴，干呕唇燥，舌苔黄厚，六脉洪数，此暑邪入于阳明也，黄连香薷饮及益元散；大热大渴大汗者，白虎汤。

八、暑入募原。暑秽从口鼻吸入，结于募原则必脘闷寒热，治宜开达募原，如广藿香、川郁金、槟榔、厚朴、草蔻、青皮、滑石、连翘、紫苏、黄芩之类。

九、暑入厥阴。凡四肢不热，中心如焚，舌灰黑，消渴，心下板实，呕恶吐蛔，寒热似疟者，此暑邪陷于厥阴也。病势最危，治宜酸苦泄热，扶正去邪，宜人参、枳实、川连、干姜、黄芩、白芍、椒梅。

十、暑毒入肠。如冒暑吃酒，引暑毒入于肠内，酒与暑并，大热大渴，小便不利，其色如血，五苓去桂，加川连、银花、滑石。

十一、伏暑内发。凡潮热汗出不解，心烦口渴，呕恶胸痞，舌苔白带灰黑，小便赤涩或自利，此伏暑内发，三焦并受治，宜清理上中为要，如滑石、杏仁、通草、橘红、半夏、厚朴、川连、郁金、黄芩之类。

十二、暑邪为疟。头痛脘闷，舌白而干，四肢麻痹，脉左劲右濡，寒热不止，此暑邪入里，蒙闭清气而疟作也，治宜清理上焦，如连翘、滑石、杏仁、川郁金、淡竹叶、半夏、蒌皮、贝母之类。

十三、伤暑兼感寒。小暑后，先触暑邪，复感寒邪，而病身热头痛，恶寒烦渴，无汗或自汗，脉虚数，舌苔白，此属伤暑后，复感寒邪在肺胃间也，宜紫苏、薄荷、香薷、青蒿、滑石、厚朴、通草之类；腹胀，加枳实、腹皮；挟食，加楂肉、青皮；舌黄干呕，加姜制川连。劳役辛苦之人，日间冒暑，夜间乘凉而病头痛，寒热似疟者，六和汤加减和之。

十四、冒暑兼停饮。有因暑热而饮凉水太多，以致水停心下，遏伏暑邪，症见大热烦渴，胸膈痞闷，或兼喘急，小水不利，或身重疼痛，右脉微弱，仲景用一物瓜蒂散吐之，如用五苓去术，加紫苏、厚朴、通草，散而利之亦解；舌黄燥者，加入姜制川连。

十五、冒暑兼伤寒。有因伤暑口渴，恣食生冷瓜果，以致寒包暑邪，宜六和汤去人参、扁豆，加楂肉。凡胸腹闷痛，舌苔中白边红，气口脉微弱，身大热者，此即寒包暑之暴症也。若缓发，非疟即痢矣。

十六、暑挟湿。凡暑必挟湿，湿为重浊之邪，暑乃熏蒸之气，热处湿中，湿热相蒸，阻于气分，当治在手太阴。若治不中的，其邪无处发泄，则渐走营分，侵入血中，其症神昏谵语，舌色绛赤，或咯痰带血，若上蒙清窍，则耳聋无闻。上焦不解，漫延中下，则胸腹板闷，二便不利，即为湿温重症，治当急清三焦，如滑石、石膏、寒水石、杏仁、银花、竹茹、枳实、通草、金汁之类，嗣用犀角、连翘、银花、鲜地、元参、川贝、知母、淡竹叶、绿豆衣之类，清营分以养胃阴。如入下焦血分，当用救阴凉血之品为治。

十七、暑挟痧。暑兼秽气从口鼻吸入，亦头疼恶寒发热，或手足指冷，脉沉伏，饱闷呕恶，或腹痛泄泻，治宜清暑兼逐秽，如广藿香梗、川郁金、紫苏、青蒿、厚朴、茯苓皮、滑石粉、连翘、草蔻、通草之类清之；有食，加青皮、楂肉、枳实。

有触暑秽腹痛，误饮姜糖汤，而成霍乱，吐泻不得，六脉俱伏，绞肠痛欲死，此内闭也，外用放痧、提痧、刮痧等法，内急以川郁金、石菖蒲、西黄（另冲）、川连、草蔻、藿香、木香、滑石、通草等，投之以开闭逐秽。

十八、暑挟食。凡头痛背寒，发热自汗，脉左虚右滑，畏食胸闷者，伤暑兼伤食也，宜藿香、厚朴、青皮、香薷、神曲、楂肉、枳实、麦芽、紫苏、滑石之类，疏之清之。

十九、邪结下焦。暑湿合邪，郁结下焦气分，以致小腹硬满，大便不下，舌苔白兼微黄，此下焦气分结邪，勿以伤寒涸液便秘治之，宜猪苓、赤苓、滑石、通草、淡竹叶、晚蚕沙、皂荚子之类，以解下焦气分之结，二便自通矣。

俞根初暑湿伤寒论

暑湿伤寒，乃先受湿，继受暑，复感暴寒而触发，亦有外感暑湿，内伤生冷而得者，夏月最多，初秋亦有。其证暑湿兼外寒者，初起即头痛发热，恶寒无汗，身重而痛，四肢倦怠逆冷，小便已洒然毛耸，但前板齿燥，气粗心烦，甚则喘而嘘气，继则寒热似疟，湿重则寒多热少，暑重则热多寒少，胃不欲食，胸腹痞满，便溏或泄，溺短黄热，舌苔先白后黄，带腻或糙，脉左弦细而紧，右迟而滞，此由避暑纳凉，反为寒与湿所遏，周身阳气不得伸越，张洁古所谓“静而得之”，因暑自致之病也。法当辛温解表，芳淡疏里，藿香正气汤，加香薷、杏仁为主。微汗出，外寒解，即以大橘皮汤温化其湿，湿去则暑无所依而去矣。若犹有余暑未净者，前方去苍术、官桂，加山栀、连翘、青蒿等肃清之。若暑湿兼内寒者，一起即头痛身重，凛凛畏寒，神烦而躁，肢懈胸满，腹痛吐泻，甚则手足俱冷，或两胫逆冷，小便不利，或短涩热，舌苔白滑，或灰滑，甚或黑滑，或淡白，脉沉紧，甚则沉弦而细者，此由引饮过多，及恣食瓜果生冷，脾胃为寒湿所伤，张路玉所谓“因热伤冷”，而为夏月之内伤寒病也。法当温化生冷，辛淡渗湿，胃苓汤加公丁香、广木香为主；寒水去，吐泻止，即以香砂二陈汤，温运胃阳，阳和而暑湿渐从火化，改用大橘皮汤去桂、术，加山栀、黄芩、茵陈、青蒿子等清化之。

何氏廉臣勘：夏月伤暑，最多兼挟之证。凡暑轻而寒湿重者，暑即寓于寒湿之中，为寒湿吸收而同化，故散寒即所以散暑，治湿即所以治暑，此惟阳虚多湿者为然。俞氏方法固为正治，若其人阴虚多火，暑即寓于火之中，纵感风寒，亦为客寒包火之证，初用益元散，加葱豉、薄荷，令其微汗，以解外束之新寒，继用叶氏薷杏汤，西香薷、光杏仁、飞滑石、丝瓜叶、丝通草、白蔻末，轻宣凉淡，以清利之余邪。不解者，则以吴氏清络饮，鲜银花、鲜扁豆衣、鲜丝瓜皮、鲜竹叶心、鲜荷叶边、西瓜翠衣，辛凉芳香，以肃清之。若其间暑湿并重者，酌用张氏苍术白虎汤加减，苍术、石膏、蔻末、滑石、知母、草果仁、荷叶包陈仓米、卷心竹叶。其他变证，可仿热证例治。至瓜果与油腻杂进，多用六和汤加减，亦不敢率投姜、附也。

俞根初伏暑伤寒论 即通称伏暑晚发

夏伤于暑，被湿所遏而蕴伏，至深秋霜降，及立冬前后，为外寒搏动而触发。邪伏募原而在气分者，病浅而轻，初起头痛身热，恶寒无汗，体痛肢懈，脘闷恶心，口或渴或不渴，午后较重，胃不欲食，大便或秘或溏，色如红酱，溺黄浊而热，继则状如疟疾，但寒热模糊，不甚分明，或皮肤隐隐见疹，或红或白，甚或但热不寒，热甚于夜，夜多谵语，烦躁，渴喜冷饮，或呕或呃，天明得汗，身热虽退，而胸腹之热不除，日日如是。速则三四候即解，缓则五七候始除，舌苔初则白腻而厚，或满布如积粉，继则由白转黄，甚或转灰转黑，或糙或干，或焦而起刺，或燥而开裂，脉右沉滞左弦紧，此《内经》所谓“夏伤于暑，秋必痎疟”者是也，实则有正疟、类疟之殊，皆暑湿伏邪，至秋后被风寒新邪引动而发，此为伏暑之实证，多吉少凶。法宜新加木贼煎，辛凉微散以解外，外邪从微汗而解，暂觉病退，而半日一日之间，寒虽轻而热忽转重，此蕴伏募原之暑湿，从中而作，固当辨其所传而药之，尤必辨其暑与湿孰轻孰重。若传胃而暑重湿轻者，则用新加白虎汤，加连翘、牛蒡，辛凉透热从疹瘖而解；传二肠则伏邪依附糟粕，即用枳实导滞汤，苦辛通降，从大便而解。解后，暂用蒿芩清胆汤，清利三焦，使余邪从小便而解。然每有迟一二日热复作，苔复黄腻，伏邪层出不穷，往往经屡次缓下，再四清利，而伏邪始尽。邪虽尽而气液两伤，终以竹叶石膏汤去膏，加西洋参、鲜石斛、鲜茅根、青蔗汁，甘凉清养以善后。传脾而湿重暑轻者，先用大橘皮汤，加茵陈、木通，温化清渗，使湿热从小便而泄。然脾与胃以膜相连，湿在肠胃之外，热郁在肠胃之中，其浊热黏腻之伏邪，亦多与肠中糟粕相搏，蒸作极点黏腻臭秽之溏酱矢，前方酌加枳实导滞丸、更衣丸等缓下之，必至宿垢下至五六次，或七八次，而伏邪始尽。邪既尽而身犹暮热早凉者，阳陷入阴，阴分尚有伏热也，可用清燥养营汤，加鳖血、柴胡、鳖甲、青蒿脑、地骨皮，清透阴分郁热，使转出阳分而解。解后则以七鲜育阴汤，鲜生地、鲜石斛、鲜茅根、鲜稻穗、鲜雅梨汁、鲜蔗汁、鲜枇杷叶，滋养阴液以善后。若邪舍于营而在血分者，病深而重，一起即寒少热多，日轻夜重，头痛而晕，目赤唇红，面垢齿燥，心烦恶热，躁扰不宁，口甘不喜饮，饮即干呕，咽燥如故，肢虽厥逆，而胸腹灼热如焚，脐间动气跃跃，按之震手，男则腰痛如折，先有梦遗或临病泄精，女则少腹酸痛，带下如注，或经水不应期而骤至，大便多秘，或解而不多，或溏而不爽，肛门如灼，溺短赤涩，剧则手足瘛疭，昏厥不语，或烦则狂言乱语，静则郑声独语，舌色鲜红起刺，别无苔垢，甚则深红起裂，或嫩红而干光，必俟其血分转出气分，苔始布薄黄，及上罩薄苔黏腻，或红中起白点，或红中夹黑苔，或红中夹黄黑起刺，脉左弦数，右弦软，此《内经》所谓“逆夏气则伤心，内舍于营，奉收者少，冬至病重”是也，此为伏暑之虚证，多凶少吉。宜先与加减葳蕤汤，加青蒿、丹皮，滋阴宣气，使津液外达，微微汗出以解表，继则凉血清营以透邪，轻则导赤清心汤，重则犀地清络饮，二方随证加减。若已痉厥并发者，速与犀羚三汁饮，清火熄风，开窍透络，定其痉以清神识；若神识虽清，而夜热间有谵语，舌红渐布黄腻，包络痰热未净者，宜肃清，玳瑁郁金汤去紫金片，加万氏牛黄丸；口燥咽干，舌干绛而起裂，热劫液枯者，宜清滋，清燥养营汤去新会皮，加鲜石斛、熟地露、甘蔗汁；心动而悸，脉见结代，舌淡红而干光，血枯气怯者，宜双补复脉汤加减；冲气上逆，或呃或厥，或频咳气促，冲任脉搏，舌胖嫩圆大，阴竭阳厥者，宜滋潜，坎气潜龙汤主之；亦有凉泻太过，其人面白唇淡，肢厥便泄，气促自汗，脉沉细或沉微，舌淡红而无苔，气脱阳亡者，宜温补，附子理中汤加原麦冬、五味子救之。

何氏廉臣勘：余治伏暑内发，新凉外加，轻则用益元散，加葱、豉、薄荷；重则用叶氏荷杏石甘汤，加葱、豉，皆以辛凉泄卫法解外。外解已而热不罢，伏暑即随汗而发，必先审其上、中、下三焦，气、营、血三分，随证用药。盖暑湿内留，多潜伏于三焦膜络之间，外与皮肉相连，内与脏腑相关。伏暑传膜外溃，从皮肉而排泄者，气分病多；入络内陷，从脏腑而中结者，营分血分病多，阴分病亦不少。凡病在上焦气分者，酌与薛氏五叶芦根汤，加味藿香叶、佩兰叶、薄荷叶、桑叶（炒香）、枇杷叶、卷心竹叶、青箬叶、水芦笋、鲜冬瓜子、荷花露，宣上焦以清肃肺气；若在上焦营分者，酌与叶氏犀角地黄汤加味，犀角尖、鲜生地、银花、连翘、郁金、鲜石菖蒲、鲜大青、粉丹皮、卷心竹叶、鲜茅根、野菰根，贫者重用生玳瑁代犀角，清上焦以凉透心营。若邪犯包络，舌色纯绛鲜泽者，前汤调下安宫牛黄丸；舌罩一层垢浊薄苔者，调下《局方》至宝丹，芳香宣窍以清包络病。在中焦气分者，酌与王氏连朴饮加味，川连、川朴、焦栀、香豉、仙半夏、水芦根、鲜石菖蒲、枳实、条芩，苦降辛通以清胃气；若在中焦血分者，酌与吴氏养营承气汤加减，鲜生地、生白芍、老紫草、白知母、小枳实、真川朴、生锦纹、鲜茅根，凉血泻火以保胃液。病在下焦气分者，酌与桂苓甘露饮加减，官桂、赤苓、猪苓、泽泻、滑石、石膏、寒水石、小青皮，辛淡降泄以清化肾气；若在下焦阴分血室者，酌与章氏青蒿鳖甲汤加减，青蒿脑、生鳖甲、归须、新绛、细生地、东白薇、银胡、地骨皮、鲜茅根、来复丹。虚谷治热入血室，邪结血分，长热不退，夜多谵语，左关脉沉涩，服二三剂后，夜即安眠，至晓畅解，小便色深碧，稠如胶浆，谵语止，热即退，历验，较吴氏青蒿鳖甲煎效尤速，透络热以清镇血海；若在阴分精室者，酌与陶氏逍遥汤加减，西洋参、知母、川柏、韭白、豭鼠矢、青竹皮、秋石、水炒槐蕊、滑石、生甘草梢、裩裆灰；肾茎及子宫痛甚者，再加杜牛膝、当门子，逐败精以肃清髓热。善后之法，则一以滋养阴液，肃清余热为主，如叶氏加减复脉汤，北沙参、龙牙燕、陈阿胶、吉林参、麦冬、大生地、生白芍、清炙草、白毛、石斛、鲜茅根，及甘露饮加西洋参、蔗浆，往往得育阴垫托，从中下焦血分复还气分，阴分转出阳分，少腹部及两腰部，发白痦黑疹而解。惟病在中下焦，胃肠夹食积者最多，每用陆氏润字丸磨荡而缓下之，或用枳实导滞丸消化而轻逐之，此皆治伏暑晚发，博采众长之疗法也。

新纂薛生白湿热病篇

湿热病属阳明、太阴经者，何也？盖胃为戊土属阳，脾为己土属阴，湿土同气，故湿热之邪，始虽外受，终归脾胃也。其中气实者，病在阳明，中气虚者，病在太阴（外邪伤人，必随人身之气而变，如风寒在太阳则恶寒，传阳明即变为热而不恶寒。今以暑湿所合之邪，故人身阳气旺，即随火化而归阳明；阳气虚，即随湿化而归太阴也）。病在二经之表者，多兼少阳三焦病；在二经之里者，每兼厥阴风木，以少阳、厥阴同司相火。阳明、太阴湿热内郁，郁甚则少火皆成壮火，而表里上下充斥肆逆，故是证最易耳聋干呕，发痉发厥，然诸症乃湿热证兼见之变局，而非必见之正局也。

其始恶寒者，阳为湿遏而恶寒，非若寒伤于表之恶寒，后但热不寒者，湿郁化热而反恶热也。热甚阳明则汗出，湿蔽清阳则胸痞，湿邪内盛则舌白，湿热交蒸则舌黄，热则液不升而口渴，湿则饮内留而不引饮。

或恶寒无汗，身重头痛者，此湿在表分也，宜藿香、香薷、羌活、苍术、薄荷、牛蒡之属；或恶寒发热，身重，关节疼痛者，此湿在肌肉也，宜滑石、豆卷、茯苓皮、苍术、藿香、薄荷、通草、桔梗之流；或口噤，四肢牵引拘急，甚则角弓反张，此湿邪侵入经络脉隧中而成痉也，宜羚羊、竹茹、桑枝、钩藤之辈；或壮热口渴，发痉神昏，谵语妄笑，舌黄或焦红，此湿邪焦灼心包，荣血已干而成厥也，宜犀角、羚羊、连翘、生地、元参、钩藤、银花露、石菖蒲、至宝丹之类。

若发痉神昏，脉弦洪数有力，开泄不效者，是湿热蕴结胸膈，或闭结肠胃，故令舌干黄起刺，或转黑色，撮空妄笑，大便不通等证，起矣。若脉弦缓，口渴，苔黄起刺，囊缩舌硬，昏倦搐搦，系津枯邪滞也，宜生地、芦根、首乌、稻根，急急养阴回津，否则舌焦红或缩，上为胸闷，下协热利，斑疹痉厥，热邪充斥表里三焦，以致阴阳告困者有之，此痉厥中所谓最重证也，急宜速清阳明之热，以救胃液为首务耳。至如寒热如疟，乃湿热阻遏募原，宜仿吴又可达原饮而和解之。

夫湿邪蒙于上焦者，初起即有口渴壮热，脘闷懊侬，眼欲闭，时谵语之状；伏于中焦者，初起即有发热汗出，胸痞口渴，舌白之状；流于下焦者，初起即有身热口渴，自利溺赤之状；其蒙绕三焦者，数日后即有脘中微闷，知饥不食之状。盖上焦宜涌泄，用桔梗、枳壳、豆豉、山栀；中焦宜开达，用藿香、蔻仁、杏仁、枳壳、郁金、苍术、厚朴、草果、半夏、菖蒲、佩兰、滑石；下焦宜清利，用滑石、猪苓、茯苓、泽泻、萆薢、通草；至在三焦，宜用极轻清之品，以宣上焦阳气，如藿香叶、薄荷叶、枇杷叶、佩兰叶、水芦尖、冬瓜仁等味。种种病状，俱系湿重于热之候，当湿未化热，必舌白而口渴，尚可用辛开泄；若湿已化热，必舌根白而尖红，即宜清热燥湿；若初起即胸闷不知人，瞀乱大叫痛，又非痧证，此湿热俱盛之候也。彼寒冷凝滞之物，岂可妄投乎？

尝见营阴素亏，木火素盛之人，患湿热四五日，脉细数，舌光如镜，口大渴，胸闷欲绝，干呕不止者有之，遇此等人，见此等证，急用西瓜汁、金汁、生地汁、甘蔗汁、郁金、木香、香附、乌药之类投之。又素有痰饮之辈，患湿热即身热口苦，呕吐清水，或痰多，此湿热内留，木火上逆也，当用温胆汤，加瓜蒌、碧玉散以清之。有肺胃不和，致呕恶不止，昼夜不差，欲死者，宜用川连、苏叶止之；有暑邪侵入肺络，致咳嗽昼夜不安，甚至喘不得眠者，宜用葶苈子、枇杷叶、六一散以止之；有暑邪内闭，始终无汗，致胸痞风热，肌肉微疼者，宜用六一散、薄荷微汗之；有按法治之，数日后忽吐下一时并至者，以中气素亏，升降悖逆所致，急宜和中，甚则理中。

热邪传入厥阴之候，必脉左关弦数，腹时痛，时圊血，肛门热痛，是日久血液内燥也，宜仿白头翁法；热邪直犯少阴之阴，必尺脉数，下利咽痛，口渴心烦，是日久下泉不足也，宜仿猪肤汤凉润法。湿中少阴之阳，必身冷脉细，汗泄胸痞，口渴舌白也，宜人参、白术、附子、茯苓等味；湿困太阴之阳，必脉沉弱，腹痛下利，恶寒面黄，口不渴，四肢倦也，宜仿缩脾饮，甚则大顺散、来复丹；病至七八日，口不渴，声不出，与饮食亦不却，默默不语，神识昏迷，进芳香不效者，此邪入厥阴也，宜仿三甲散法。有忽大汗出，手足冷，脉细如丝或绝，口渴茎痛，颇似亡阳之候，而起坐自如，神清语亮，又非真阳外脱也，宜五苓散去术，加滑石、川连、生地、芪皮，以祛邪实表为要。倘上下失血，邪陷营分，宜用凉血诸品。

所虑者，湿热内滞太阴，郁久而为滞下，脉耎数，而证则胸痞腹痛，脓血下坠，里结后重，致成痢疾。痢久脉虚滑脱者，乃伤阳也；痢久虚坐努责者，乃损阴也。伤阳则肿胀喘满之变生，损阴则虚烦痿废之疾起，故治痢莫善于疏理推荡清火耳。否则兜涩太早，湿热流注，多成痛痹；疏理过当，中虚不复，多作脾劳。

若湿热大势已退，惟口渴汗出骨节痛，此余邪留滞经络，宜养阴逐湿也；或诸证皆退，惟目瞑惊悸梦惕，此余邪内留，胆气未舒，宜安神泄邪也；或曾开泄下夺，恶候皆平，惟神思不清，倦语不思饮食，溺数，唇齿均干，胃气不输，肺气不布，此元神大亏，宜用清品补其元气也。总之治湿热大法，宜化湿去热，不宜过于表散，而善后尤忌滋腻耳。

附：湿热证治论

凡湿证发于夏至以前者为湿温，夏至以后者为湿热，发于霜降立冬后者为伏暑挟湿，其邪伏于募原，《内经》所谓“横连募原”是也。其人中气实而热重于湿者，则发于阳明胃肠；中气虚而湿重于热者，则发于太阴肺脾。初起邪在气分，当分别湿多热多。

湿多者，湿重于热也，其病多发于太阴肺脾，其舌苔必白腻，或白滑而厚，或白苔带灰兼黏腻浮滑，或白带黑点而黏腻，或兼黑纹而黏腻，甚或舌苔满布，厚如积粉，板贴不松，脉息模糊不清，或沉细似伏，断续不匀，神多沉困嗜睡，证必凛凛恶寒，甚而足冷，头目胀痛，昏重如裹如蒙，身痛不能屈伸，身重不能转侧，肢节肌肉疼而且烦，腿足痛而且酸，胸膈痞满，渴不引饮，或竟不渴，午后寒热状；若阴虚小便短涩黄热，大便溏而不爽，甚或水泻，治法以轻开肺气为主。肺主一身之气，肺气化则脾湿自化，即有兼邪，亦与之俱化，宜用藿朴陈苓汤。体轻而味辛淡者，治之启上闸，开支河，导湿下行，以为出路，湿去气通，布津于外，自然汗解。

若兼神烦而昏者，此由湿热郁蒸过极，内蒙清窍，前辛淡法，去蔻仁、厚朴，加细辛二三分、白芥子钱许，辛润行水开闭，再加芦根一二两、滑石四五钱，轻清甘淡，泄热导湿，蒙闭即开，屡验不爽。

若兼大便不利者，此由湿阻气滞，或夹痰涎，前辛淡法，去藿朴、豆豉，重用瓜蒌仁、薤白、小枳实等味，或重用紫菀、苏子、捣郁李仁等品。此皆味辛质滑，流利气机，气机一开，大便自解，即汗亦自出，随证均可加入。

其有湿遏热伏，走入肌肉，发为阴黄，黄而昏暗，如熏黄色，而无烦渴热象，或渐次化热，舌苔黄滑，口干而不多饮。其未化火者，宜苦辛淡温法，如茵陈胃苓汤、茵陈五苓散，加除疸丸之类；已化火者，宜苦辛淡清法，如清热渗湿汤、黄连温胆汤、藿香左金汤，重加茵陈及栀柏绛矾丸之类；若误以脘痞等证，为食滞而消之，下之则脾阳下陷，湿浊内渍，转成洞泄、胀满诸病矣。

其有腹痛痞满，呕吐不纳，舌白或黄，手扪之糙，渴不引饮，大便泄泻，小溲不利，或赤而短，此湿热内结于脾，而成湿霍乱也。如舌苔白腻者，宜辛开温化法，如蚕矢汤、燃照汤之类；舌苔黄滑者，宜辛开清解法，如藿金左金汤、连朴饮；夹食加楂曲、青皮之类。总之，湿遏热伏，其热从湿中来，只要宣通气分，气分湿走，热自止矣，全在初起一二日。藿朴、豆豉疏中解表，使湿邪从皮腠而排泄，白蔻、四苓芳淡渗湿，使湿邪从内肾、膀胱而排泄，汗利兼行，自然湿开热透，表里双解，而伏邪自去矣。虽然湿热自内而出，恒结于中焦而成痞满，必有痰食错杂其间，前辛淡法中，痰郁加星香导痰丸，食滞加沉香百消曲。又生莱菔汁最妙，既开湿火之郁闭，亦消痰食之停留，随证均可加入。

热多者，热重于湿也，其病多发于阳明胃肠。热结在里，由中蒸上，此时气分邪热，郁遏灼津，尚未郁结血分，其舌苔必黄腻，舌之边尖红紫欠津，或底白罩黄，混浊不清，或纯黄少白，或黄色燥刺，或苔白底绛，或黄中带黑，浮滑黏腻，或白苔渐黄而灰黑。伏邪重者，苔亦厚而且满，板贴不松，脉息数滞不调，证必神烦口渴，渴不引饮，甚则耳聋干呕，面色红黄黑混，口气秽浊，余则前论诸证，或现或不现，但必胸腹热满，按之灼手，甚或按之作痛，宜用枳实栀豉合小陷胸汤，加连翘、茵陈之清芬，姜汁炒子芩、木通之苦辛，内通外达，表里两彻，使伏邪从汗利而双解。渐欲化燥，渴甚，脉大气粗而逆者，重加石膏、知母清肺气而滋化源，惟芦根、灯芯，尤宜多用，轻清甘淡，泄热化湿，下行从膀胱而解，外达从白痦而解，或斑疹齐发而解。至于传变，凡胃家湿热郁蒸肺气，致肺气不能敷布水精，外达下行，必见烦渴、多汗、斑疹、停饮、发黄等证。

如发汗时出，大渴引饮，轻者用芦根饮子，加花粉、知母之类；重者用白虎汤，加鲜竹叶、鲜枇杷叶之类，清肺气，泄胃热；虚者加西洋参或珠儿参。盖湿热一证，肃肺清胃，如溽暑炎蒸，凉风骤起，顷刻湿收热退，如登清凉界中矣。

其有邪走皮肤发疹，邪走肌肉发斑，隐隐不现者，用杏仁、牛蒡、木贼草、瓜蒌皮、川贝、银花、连翘、鲜竹叶、通草、紫草、丹皮之类，辛凉开达，轻清透络。最忌辛燥升散，如藿香、厚朴、半夏、升麻、柴胡、川芎、葛根、苏叶、荆芥之类；斑疹已出，热重者用白虎汤，酌加元参、银花、芦根、紫花地丁，以解毒而宣化之。

其饮停胸膈者，必见胸膈满痛，心烦干呕，渴欲饮水，水入则吐等证，斯时须辨舌苔。如舌苔白腻，则属饮重，热因饮郁而陷，宜辛淡化饮，辛能行水，辛润又不烁津，二陈加芥子最妙；重者加细辛二三分尤妙，再加淡渗如滑石、通草、茯苓、猪苓、泽泻、苡仁之类，或用五苓散，加清淡如滑石、淡竹叶、芦根之类。饮热并重，湿热与气液互结，舌苔黄腻，宜苦辛通降，佐以淡渗，如小陷胸汤，加枳实、厚朴、浙苓、广皮之类，半夏泻心汤，去参、草、大枣，以姜汁炒芩连代干姜，均加滑石、通草、竹沥、姜汁等味，清化湿热以通利之；便闭者，必有黏涎浊饮互结胃肠，再加控涎丹四五分洗涤之。

其有湿热瘀遏肌肉，发为阳黄，黄而鲜明如橘皮色，宜苦辛佐淡渗，茵陈五苓散，加栀柏代木丸，以通泄之。

如湿热郁遏肝胆经脉，耳聋干呕者，宜用连茹橘半汤，加条芩、胆草、石菖蒲等，苦辛开泄；胁痛及欲痉者，重加羚角、石决明、海蛤壳、童便等，以咸降之，既能泄肝，又能化湿，两不相悖。

即邪传心经，神昏谵语，亦须辨舌苔。如舌苔黄腻，仍属气分湿热内发，包络清窍，与前同一病因，宜小陷胸汤，合半夏泻心汤，去干姜、大枣、参、草，加竹沥、姜汁，或用昌阳泻心汤，辛润以达之，苦寒以降之，清淡以泄之，使湿热浊邪无地自容，其闭自开；极重者，再加太乙紫金丹；如昏蒙而厥者，可加厥证返魂丹。

又有神昏谵烦，舌苔黄燥黑燥而有质地，此胃肠实邪，浊气壅闭，清气因之亦闭，宜小承气汤合小陷胸汤急下其邪，以决壅闭。阴虚者，加鲜生地、元参、芦根、鲜冬瓜子等，轻清滑利之品，滋燥养阴足矣；若阴柔滋腻药多，虽用大黄亦恐不解，是滋阴转致伤阴也。如舌苔黄厚而滑，脉息沉数，中脘按之微痛不硬，大便不解，此黏腻湿热与有形渣滓相搏；按之不硬，多败酱色溏粪，宜用小陷胸汤，合朴黄丸或枳实导滞丸等，缓化而行，重者合神芎导水丸或陆氏润字丸等，磨荡而行。设使大剂攻下，走而不守，则必宿垢不行，反行稀水，徒伤正气，变成坏证。

若舌苔黄如沉香色，或黄黑而燥，脉沉实而小，甚者沉微似伏，四肢发厥，或渴喜热饮，此皆湿热食滞互结胃肠，里气不通之象，酌用三承气汤。当脐及小腹按痛，邪在小肠；胃脘下口及脐两旁按痛，邪在大肠；热结旁流，按之硬痛，必有燥矢，均宜调胃承气汤，咸苦下之。脘腹均按痛，痞、满、燥、实、坚悉具，痞、满为湿热气结，燥、实、坚为矢燥，甚则上蒸心包，下烁肝肾，烦躁谵语，舌卷囊缩，宜大承气汤，加犀、连，急下之；阴伤者，加鲜生地、元参、知母、川柏之类足矣。盖速下其邪，即所以存津液也。少腹按痛，大便色黑如漆，反觉易行，若其人喜笑若狂，是肠胃蓄血；上干包络，小便色黑自利，是膀胱蓄血，均宜桃仁承气汤急下之，或合犀角鲜地黄汤，以清包络。发黄小便不利，腹满者，茵陈蒿汤缓下之；其间有气甚虚而邪实者，宜参黄汤；阴亏甚而邪实者，宜《千金》生地黄汤，去芒硝，或养荣承气汤缓下之；即虚极不任下者，宜用雪羹，加鲜生地汁、鲜冬瓜汁、元参、瓜蒌仁、蜂蜜、梨汁，稍加姜汁之类，咸滑以去著，辛润以清燥。慎勿当下不下，徒用滋腻，俾邪无出路，转致伤阴，亦勿迟回顾虑，致令失下。虚人尤不可失，失则邪愈盛，正愈衰，后即欲下而不可得矣。更有湿热化燥，伤及肾阴，旦慧夕剧，面少华色，或邪伤肝之经脉，发痉发厥，审其有热无结，则又惟有酌用阿胶鸡子黄汤，养阴熄风而已。

其或病中遗滑，湿热袭入精窍，小便涩痛者，导赤散合加味虎杖散，一面养阴通窍，一面化湿泄热，其证自愈；或用猪苓汤合豭鼠矢散亦效，切忌用止涩药，以强止之。

又附：叶香岩湿证治法

湿邪阻于气分，用蔻仁、滑石、杏仁、川朴、姜半夏、瓜蒌皮为主；有热，加竹叶、连翘、芦根等，全取轻清之品，走气道以除湿；若湿伤脾阳，腹膨溺涩，用五苓散加椒目，一从肺治，用辛淡清化法，一从脾治，用辛淡温通法，此二者皆为化气利湿之正法。其他如脘痞便溏之用苓桂术甘汤；吞酸形寒之用苓姜术桂汤；误攻寒湿成痞，变单腹胀之用真武汤加减；寒湿郁结，鸠聚为痛之用白通汤加味；酒客三焦皆闭，胸满不饥，二便不通之用半硫丸；酒客脾胃受伤，腹胀肢肿，二便不爽之用小温中丸。又有病中啖厚味，致肠胃腻滞，虽下而留湿未解，胃不喜食，肛门坠痛，舌上白腐，用平胃散去甘草，加人参、炮姜、炒黑生附；阳伤痿弱，阴湿麻痹，虽痔血而用姜、附、苓、术；更有舌白身痛，足跗浮肿，太溪穴水流如注，谓湿邪伏于足少阴经，而用鹿茸、淡附子、草果仁、浙苓、菟丝，以温煦阳气；湿久脾阳消乏，肾真亦败，中年未育子，用茯苓、菟丝、苍术、韭子、大茴、鹿茸、淡附子、胡芦巴、补骨脂、赤石脂，仿安肾丸法，此皆叶氏治寒湿传变之方法也。

若湿热上升清窍，头胀耳聋，呃忒鼻衄，舌色带白，咽喉欲闭，而用连翘、牛蒡、银花、马勃、射干、金汁，乃轻扬肺气，清芬达郁法；湿热内陷包络，身热神昏，四肢不暖，用犀角、元参、连翘心、石菖蒲、银花、赤豆皮，煎送至宝丹，乃清热通窍，芳香辟秽法；湿热挟秽，分布营卫，充斥三焦，头胀身痛，神识昏闭，渴不多饮，小水不通，舌苔白腻，用生苡仁、茯苓皮、大腹皮、通草、猪苓、淡竹叶、广郁金汁、石菖蒲汁，煎送牛黄丸，乃淡渗宣窍，芳香通神法；湿热阻中，气滞脘痛，大便不爽，用豆豉、枳实、川连、姜汁、苓、半；热轻则去黄连，加郁金、橘红、苡仁、杏仁，此湿伤气痹治法；热甚则用川连、生晒术、川朴、橘皮、淡生姜、渣酒、煨大黄，水法丸服，此治气阻不爽，治腑宜通法；若湿热甚而舌白目黄，口渴溺赤，用桂木、浙苓皮、猪苓、泽泻、寒水石、生白术、绵茵陈，此从桂苓甘露饮加减，以宣通三焦，此皆叶氏治湿热传变之方法也。

大致湿热治肺，寒湿治脾，其用药苦辛温治寒湿，苦辛寒治湿热，概以淡渗佐之，甘酸腻浊，在所不用，此叶氏治湿独得之薪传也。

俞根初秋燥证治论

病因

秋深初凉，西风肃杀，感之者多病风燥，此属燥凉，较严冬风寒为轻。若久晴无雨，秋阳以曝，感之者多病温燥，此属燥热，较暮春风温为重。然间有夹暑湿内伏而发，故其病有肺燥脾湿者，俗谓燥包湿，湿遏热。亦有肺燥肠热者，以及胃燥肝热者、脾湿肾燥者，全在临证者，先其所因，伏其所主，推求其受病之源而已。

证状

凉燥犯肺者，初起头痛身热，恶寒无汗，鼻鸣而塞，状类风寒，惟唇燥嗌干，干咳连声，胸满气逆，两胁串痛，皮肤干疼，舌苔白薄而干，扪之戟手。

温燥伤肺者，初起头痛身热，干咳无痰，即咯痰多稀而黏，气逆而喘，咽喉干痛，鼻干唇燥，胸懑胁疼，心烦口渴，舌苔白薄而燥，边尖俱红。

若秋燥伏暑，当辨其挟湿化火两端

如湿遏热郁者，浅则多肺燥脾湿，一起即洒淅恶寒，寒已发热，鼻唇先干，咽喉干痛，气逆干咳，肢懈身痛，渴不思饮，饮水即吐，烦闷不宁，胸胁胀疼，大腹满痛，便泄不爽，溺短赤热，舌苔粗如积粉，两边白滑。深则多脾湿肾燥，肢懈无力，周身重疼，咳痰咸而稀黏，气喘息短，颧红足冷，脚心反热，甚则痿厥，后则便泄，泄而后重，前则精滑，溺后余沥，妇女则带多腰酸，舌圆胖嫩，上罩一层腻苔，边滑根燥。

若暑从火化者，浅则多肺燥肠热，上则喉痒干咳，咳甚则痰黏带血，血色鲜红，胸胁串疼，下则腹热如焚，大便水泄如注，肛门热痛，甚或腹痛泄泻，泻必艰涩难行，似痢非痢，肠中切痛，有似硬梗，按之痛甚，舌苔干燥起刺，兼有裂纹。深则多胃燥肝热，大渴引饮，饮不解渴，灼热自汗，四肢虽厥，而心烦恶热，时而气逆干呕，时而气冲脘痛，筋脉拘疼，不能转侧，甚则手足瘛疭，状如惊痫，男子睾丸疝痛，妇人少腹连腰牵痛，脐间动气，按之坚而震手，便多燥结，或便脓血，或里急欲便而不得，或后重欲圊欲了而不了，溺短赤涩，或点滴而急痛。

脉象

右浮涩，左弦紧者，《内经》所谓“秋伤于燥，上逆而咳”是也；右浮数，左弦涩者，《内经》所谓“燥化于天，热反胜之”是也；右寸浮涩，关尺软滞者，喻嘉言所谓“秋伤燥湿”，乃肺燥脾湿之候也；右寸关软滞，左关尺弦细涩者，张景岳所谓“阴虚挟湿，穷必反肾”，乃脾湿肾燥之候，但有阴凝则燥，阴竭则燥之殊耳；右寸浮涩沉数，关尺弦长而数者，喻嘉言所谓“肺热不宣，急奔大肠”，乃肺燥肠热之候也；右洪长而数，左关弦数过尺者，《易·系辞》所谓“燥万物者，莫熯乎火”，乃火旺生风，胃燥肝热之候也。总之，燥证脉多细涩，虽有因兼证变证而化浮洪虚大弦数等脉，重按则无有不细不涩也。

治法

凉燥犯肺，以苦温为君，佐以辛甘，香苏葱豉汤去香附，加光杏仁、炙百部、紫菀、白前，温润以开通上焦，上焦得通，凉燥自解。若犹痰多，便闭腹痛者，则用五仁橘皮汤，加全瓜蒌、生姜、拌捣干薤白、酒洗捣紫菀、前胡，辛滑以流利气机，终用归芍异功散加减，归身、白芍、潞党参、茯苓、炙甘草、蜜炙广皮、金橘餔、蜜枣，气血双补以善后。

温燥伤肺，以辛凉为君，佐以苦甘，清燥救肺汤加减，桑叶、杏仁、冰糖、炒石膏、大麦冬、真柿霜、南沙参、生甘草、鸡子白、秋梨皮。气喘者，加蜜炙苏子、鲜柏子仁、鲜茅根；痰多者，加川贝、淡竹沥、瓜蒌仁；胸闷者，加梨汁、广郁金汁；呕逆者，加芦根汁、鲜淡竹茹、炒黄枇杷叶，凉润以清肃上焦；上焦既清，若犹烦渴气逆欲呕者，则用竹叶石膏汤去半夏，加蔗浆、梨汁、生姜汁，甘寒以滋养气液，终用清燥养营汤加霍石斛，营阴双补以善后。

肺燥脾湿，先与辛凉解表，轻清化气，葱豉桔梗汤加紫菀、杏仁，辛润利肺以宣上。上焦得宣，气化湿开，则用加减半夏泻心汤，去半夏，加川贝、芦笋，苦辛淡滑以祛湿，湿祛则暑无所依，其热自退。热退而津气两伤，液郁化痰者，则用二冬二母散加味，淡天冬、提麦冬、知母、川贝母、南北沙参、梨汁、竹沥、姜汁，甘润佐辛润，化气生津以活痰。痰少咳减，终用加减玉竹饮子，生玉竹、川贝母、西洋参、浙苓、紫菀、蜜炙橘红、桔梗、炙草，气液双补，兼理余痰以善后。

脾湿肾燥，必须润燥合宜，始克有济，但须辨其阳虚多湿。湿伤肾气而燥者，阴凝则燥也，治宜温润，每用《金匮》肾气汤加减，淡附子八分、拌捣直熟地四钱、紫猺桂四分、拌捣山萸肉一钱二分、淮山药三钱、南芡实四钱、淡苁蓉三钱、半硫丸一钱。温化肾气以流湿润燥，肾气化则阴凝自解；终与黑地黄丸，制苍术二两、大熟地四两、黑炮姜二钱、五味子四钱。先用姜半夏五钱、北秫米一两，煎取浓汁，为丸，每服钱半，日二服，砂仁四分，泡汤送下。脾肾双补以善后。阴虚多火，湿热耗肾而燥者，阴竭则燥也，治宜清润，每用知柏地黄汤加减，知母、川柏、陈阿胶、山药、泽泻、南芡实、川连、生晒术、熟地，切丝泡汁，代水煎药。滋养阴液以坚肾燥，脾肾阴坚则液竭可回，终与补阴益气煎，去升、柴，加砂仁、甜石莲，补中填下以善后。

肺燥肠热，则用阿胶黄芩汤，陈阿胶、青子芩、甜杏仁、生桑皮、生白芍、生甘草、鲜车前草、甘蔗梢，先用生糯米开水泡取汁出，代水煎药。甘凉复酸苦寒，清润肺燥以坚肠。胃燥肝热，则用清燥养营汤，去归、橘，加盐水炒龙胆草、生川柏、东白薇，甘寒复咸苦寒，清润胃燥以泄肝风；动瘛疭者，加羚羊角、莹白童便；大便燥结者，加风化硝、净白蜜二味，煎汤代水，其余对证方药，随证选用。

何秀山秋燥证治论

春月地气动而湿胜，故春分以后，风湿、暑湿之证多；秋月天气肃而燥胜，故秋分以后，风燥凉燥之证多。若天气晴暖，秋阳以曝，温燥之证，反多于凉燥，前哲沈氏目南谓《性理大全》，燥属次寒，感其气者，遵《内经》"燥淫所胜，平以苦温，佐以辛甘"之法，主用香苏散加味，此治秋伤凉燥之方法也。

喻氏嘉言谓：《生气通天论》：秋伤于燥，上逆而咳，发为痿厥。燥病之要，一言而终，即诸气膹郁，皆属于肺，诸痿喘呕，皆属于上。二条指燥病言明甚，更多属于肺之燥，至左胠胁痛，不能转侧，嗌干面尘，身无膏泽，足外反热，腰痛筋挛，惊骇，丈夫㿗疝，妇人少腹痛，目眯眦疮，则又燥病之本于肝而散见不一者也。而要皆秋伤于燥之征也，故治秋燥病，须分肺肝二脏，遵《内经》"燥化于天，热反胜之"之旨，一以甘寒为主，发明《内经》"燥者润之"之法，自制清燥救肺汤，用桑叶、石膏、甘草、人参、胡麻仁、真阿胶、麦门冬、杏仁、枇杷叶。痰多，加贝母、瓜蒌；血枯，加生地黄；热甚，加犀角、羚羊角，或牛黄，随证加药，此治秋伤温燥之方法也。

张氏石顽谓：燥在上，必乘肺经，宜《千金》麦门冬汤，大麦冬、生桑皮、鲜生地、紫菀、鲜淡竹茹、仙半夏、蜜炙麻黄、白桔梗、清炙草、生姜；燥在下，必乘大肠，须分邪实、津耗、血枯三端。邪实者，通幽润燥汤，油当归、桃仁、大麻仁、生川军、生熟地、生甘草、杜红花、蜜炙升麻、槟榔汁；津耗者，异功散加减，潞党参、浙苓、蜜炙广皮、麻仁、天麦冬、生甘草、沉香汁；血枯者，《千金》生地黄汤，鲜生地汁、麦冬汁、净白蜜、淡竹沥、生姜汁，先用生玉竹、知母、花粉、茯神、鲜地骨皮、生石膏，煎取汁，和入地冬等五汁，重汤煎十余滚服，日三夜一。或六味地黄汤加减，熟地、淡苁蓉、生首乌、当归、淮山药、茯苓、丹皮、泽泻。

燥在血脉，多血虚生风证，宜以滋燥养营汤，生熟地、当归、白芍、秦艽、防风、生甘草、蜜炙川连。治外，内补地黄丸，熟地、归身、生芍、生地、元参、知母、川柏、山药、萸肉、甘杞子、淡苁蓉，蜜丸，每服三钱，空心盐汤送下。治内，润燥养荣为第一义。

燥在阴分，多手足痿弱证，养阴药中，必加黄柏以坚之，如虎潜丸之类。蜜炙川柏、炙龟板、熟地、知母、淮牛膝、白芍、锁阳、归身、炙虎胫骨、炮姜、醇酒为丸。痿而厥冷，加淡附片，淡盐汤送下，由是三说以推之，燥病初、中、末之方药，洵[①]云大备。

何廉臣新感秋燥集说

凡治燥病，先辨凉温。王孟英曰：以五气而论，则燥为凉

① 洵：诚然；实在。《诗·郑风·有女同车》："彼美孟姜，洵美且都。"

邪，阴凝则燥，乃其本气，但秋承夏后，火之余炎未熄，若火既就之，阴竭则燥，是其标气，治分温润、凉润二法。费晋卿曰：燥者，干也，对湿言之也。立秋以后，湿气去而燥气来，初秋尚热则燥而热，深秋既凉则燥而凉，以燥为全体，而以热与凉为之用，兼此二义，方见燥字圆相，法当清润温润。

次辨虚实。叶香岩曰：秋燥一证，颇似秋月风温，温自上受，燥自上伤，均是肺先受病，但春月为病，犹是冬令固密之余，秋令感伤，恰值夏月发泄之后，其体质之虚实不同。初起治肺为急，当以辛凉甘润之方，气燥自平而愈。若果有暴凉外束，只宜葱豉汤，加杏仁、苏梗、前胡、桔梗之属；延绵日久，病必入血分，须审体质证候。总之上燥治气，下燥治血，慎勿用苦燥劫烁胃汁也。

次辨燥湿。石芾南曰：病有燥湿，药有润燥，病有风燥、凉燥、暑燥、燥火、燥郁夹湿之分，药有辛润、温润、清润、咸润、润燥兼施之别。燥邪初伤肺气，气为邪阻，不能布津，外通毛窍，故身无汗，寒热疼痛，又不能布津，上濡清窍，下润胃肠，故口干舌燥、喉痒干咳、胸闷气逆、二便不调，治者当辨燥湿二气孰轻孰重，所兼何邪，如兼风、兼寒、兼伏暑之类，所化何邪，如火化、未火化之分，所夹何邪，如夹水、夹痰、夹食、夹内伤之类。对病发药，使之开通。开是由肺外达皮毛，与升散之直向上行者不同；通是由肺下达胃肠，通润通利，皆谓之通，非专指攻下言。虽然燥病夹湿，用药最要灵活，专润燥，须防其滞湿，专渗湿，须防其益燥，必先诘其已往，以治其现在，治其现在，须顾其将来。

如凉燥初起，宜用辛润开达气机为君，如杏仁、牛蒡、葱白、豆豉、前胡、桔梗之属。寒重者，加以温润，如蔻仁、橘红、生姜、红枣皮之类；邪机闭遏在上焦，咳嗽胸懑，痰黏气逆者，加以通润，宣畅上气，如远志、苏子、紫菀、百部之属；在中焦，脘闷呕恶，嗳腐吞酸者，加以消降，疏畅中气，如生莱菔子汁、蜜炙枳实、鲜佛手之属；在下焦，里气不畅，大便燥结者，加以辛滑，通畅下气，如炒蒌皮、鲜薤白、砂仁、拌捣郁李仁之属，气机一开，大便自解，即汗亦自出，此皆辛中带润，自不伤津，且辛润又能行水；燥郁夹湿者，宜之辛润又能开闭，内外闭遏者宜之。

若凉燥之气，抟遏湿热，内闭清窍，神识昏迷者，急用辛开淡渗，如赖橘红、炒牛蒡、白芷、白芥子、细辛、鲜石菖蒲、连翘心、生苡仁、浙苓皮、通草、灯芯之属，配以芦笋、鲜冬瓜子尤妙，以开气闭。气为水母，气开乃能行水，气以养神，养宣则神自安。

如燥已化热，及新感温燥，宜用辛凉甘润，清宣气机。辛凉如薄荷、鲜葱白、嫩桑芽、连翘、炒牛蒡、青蒿脑、滁菊花、银花之类，甘润如鲜茅根、鲜野菰根、活水芦根、瓜蒌皮、雅梨皮、青蔗皮、梨汁、蔗汁、竹沥、柿霜、西瓜皮、绿豆皮、荸荠汁、藕汁之类。于辛润剂中，酌加三四品，清润轻灵，以泄其热，热泄则清肃令行，气机流利，津液运行，亦必津津化汗而解。阴虚便结者，于辛润剂中，酌加鲜生地、元参心、鲜柏子仁、大麻仁、黑芝麻、净白蜜、淡海蛇[1]之类，养阴润肠；夹湿而兼有伏暑者，于辛润剂中，酌加鲜冬瓜皮子、滑石、通草、淡竹叶等之淡滑清渗，生山栀、青蒿子、霜桑叶、鲜竹叶、丝瓜络、萝卜缨等之轻苦微辛，皆取轻清流利，以解蕴伏之暑

① 海蛇：即海蜇。

湿；若重者，酌加姜汁、炒木通、芩、连、柏，及绵茵陈、鲜贯众之类，苦降辛通，开化湿热；其浊热黏腻之伏邪，依附胃肠渣滓者，则攻下一法，又未可缓施。或用苦泄，如枳实汁、酒浸生军汁之类；或用咸润，如风化硝、元明粉之类；或用滑降，如泻叶、炒蒌皮、鲜圆皂仁、郁李仁之类。但下宜适中，不可太过，且上焦邪气开通，天气下降，地气自随之以运行，又何必峻下为能乎？

其有燥热入犯肌肉皮肤，发斑发疹，隐隐不现者，宜用辛凉开达，轻清芳透，如牛蒡、连翘、银花、丹皮、瓜蒌皮、青蒿脑、紫草尖、鲜大青、鲜茅根、鲜芦笋、鲜卷心竹叶、灯芯、青箬叶之类。

其有燥热伤阴，邪闭心宫，舌绛无苔，神昏谵妄者，宜用清润开透，用药最要空灵，如犀角尖、鲜生地、连翘心、银花、鲜石菖蒲、芦笋、梨汁、竹沥，和姜汁少许之类，凉药热饮，取其流通，此治新感秋燥初、中、末用药之大法也。

张禾芬燥湿证新论

六淫之邪，各有兼症，而燥气挟湿之病，又为秋深时最多。如秋分后，天久不雨，人烟稠密之处，此症更易剧发。《内经》病机十九条不列燥症，至刘河间《原病式》篇有云：诸涩枯涸，干劲皴揭，皆属于燥。自喻嘉言改《内经》“秋伤于湿”作“秋伤于燥”，嗣后如张路玉谓“肺燥脾湿”，章虚谷谓“表燥里湿”，吴鞠通谓“肺感燥气”、“脾伏湿邪”，其实不如喻氏“燥湿”二字为简当。嘉言曰：湿统四时，春曰风湿，夏曰暑湿，秋曰燥湿，冬曰寒湿。其病若兼伏暑，病尤深重，一起即烦躁昏谵，燥渴恣饮，或闭闷无汗，或汗虽泄而邪不解，或咳血，或泄血，甚则血热肝燥，火旺生风，筋脉瘛疭，肢臂强直，目瞪口噤，舌卷囊缩，便多干结，或澼澼似痢，或初虽水泻，暴注下迫，旋即干秘，溲多赤涩，脉多沉部弦数，按之细涩，证虽险变百出，大纲亦只数端。在上焦有二：一肺之化源绝，二热闭神昏；中焦亦有二：一胃络脉绝，二脏结下痢；下焦只有一，男则精竭髓枯，女则血枯肝绝。选药制方，莫如鲜药之取效较速，其次花露，如鲜苇茎、鲜菊叶、鲜忍冬藤叶、鲜枇杷叶、鲜淡竹叶、鲜大青萍、鲜桑芽、鲜梨皮、鲜菊叶、鲜青箬叶等之轻清气燥，生萝卜汁、生梨汁、淡竹沥、鲜石菖蒲汁等之清化燥痰，辛润开闭，鲜茅根、鲜大青、鲜益母草、鲜生地、鲜马鞭草、生藕汁、西瓜汁、金汁、童便等之凉血通瘀，解毒透斑，鲜石斛、蔗浆、鲜稻穗露、鸡肉露、熟地露等之滋养胃汁，生地栗、淡海蛇之咸润肠燥，皆燥热病中有利无病之品。总之燥气挟湿，是湿为地气，燥为天气，天气能包地气，先当以治燥为急，燥邪一解，湿开热透，自然随出，惟虚损体复感燥邪，势尤危险。初治以润肺养液，清络泄热为主，既不能过事透表，亦不得径投滋补，继进甘润养胃，以存阴液；虚甚者，气结津枯，清润又非所宜，必得温润甘润，如淡苁蓉、熟玉竹、菟丝子、枸杞、熟地、阿胶、鹿胶之类，方为中窾，虚燥治法，大率类此。

实火、虚火、阴火治法论

天之六气，风寒暑湿燥火，其实火统五气而言，因五气皆从火化，故火为六气之一。人身亦有五志之火，君相之火，日在气交之中，与五气之火相感触，平则治，淫则病。惟其淫也，于是内火与外火相合，则人身之少火，悉成壮火。壮火者，实火也，即《素问》病机十九条所言“属火者五，属热者四”，此指实火而言也。实火不去，日久而变为虚火，即《内经》所谓“一水不能胜二火”、“一水不能胜五火”，皆指虚火而言也。又有所谓阴火者，乃人身元气，又名真火，视之不见，求之不得，附于气血之内，宰乎气血之先，而其根本所在，即道经所谓丹田，《难经》所谓命门，《内经》所谓七节之旁，中有小心，阴阳阖辟存乎此，呼吸出入系乎此。无火而能令百体皆温，无水而能令百体皆润，此中一线未绝，则生气一线未亡。病至阴火上升，元阳外越，已非易治之候。然则实火也，虚火也，阴火也，皆人身固有之火也，一与外因之火相煽合，此火乃病人之火，而非奉养之火也，兹就实火、虚火、阴火而分列于下。

先论实火。其火如发自少阳胆经者，必相火炽而营分大热，首犯胃经血分，其舌色必鲜红起刺，或鲜红而舌根强硬，或纯红而有小黑点，或纯红而有深红星，间有红点如虫碎之状者，或纯红而苔黏，有裂纹如人字、川字、爻字不等，或裂纹如直槽者，脉息弦滑而盛躁，或右大而左弦数，神多烦躁，甚或如醉如狂，扰乱惊窜，色必面赤如朱，目白均现红丝，症必壮热而渴，不恶寒反恶热，目眩耳聋，口苦干呕，胸腹热甚，按之灼手，热汗时出，甚或发疹发斑，小便短数赤热，大便燥结，治法宜清解胆火之郁，救胃液之燥，以预防肝经风动。先用犀地桑丹汤，清营透络，俾火邪从斑疹而解，或从战汗而解。若斑疹及战汗出后，郁火犹炽，则用犀连承气汤，合更衣丸急下之，使郁火从大便而解。亦有火毒内结，清透之而斑疹不显，反从下后而斑疹始发透者。或有发透不应，只用清火解毒，如犀羚白虎汤，加金汁、白颈蚯蚓、甘罗根汁，斑疹反大透，而郁火始解，解后用《千金》生地黄煎，清余火而复胃液。若虚羸少气，气逆欲吐，用竹叶石膏汤，去竹叶，加鲜竹茹、鲜茅根、青蔗浆，配姜汁数点，和胃气而复清津。如发自厥阴肝经者，必肝火炽而内风煽动，最伤胃家津液，其舌色焦紫起刺如杨梅，或舌苔两旁有红紫点，或舌紫而无苔有点，或舌红无苔而胶干，或泛涨而似胶非胶，或无液而干黏带涩，脉多弦紧搏数，神多昏沉蒙闭，或如痴如醉，尸厥不语，症必热深厥深，咽干舌燥，头面动摇，口噤齿龄，腿脚挛急，时发瘛疭，甚或睾丸上升，宗筋下注，少腹里急，阴中拘挛，或肠燥拘急，有似硬梗，按之痛甚，蜷曲难伸，冲任脉失营养，当脐上下左右按之坚硬，动跃震手，虚里穴及心房亦必动跃异常，治法宜急救血液之燥，熄风火之亢，以预防阴竭阳越。急用犀羚二鲜汤，或滋液救焚汤，重加瓜霜、紫雪丹，先清其神而熄风，继用龙胆泻肝汤或平阳清里汤，咸苦寒降以泻火，终用阿胶鸡子黄汤或三甲复脉汤，滋阴液以镇肝阳。

如发自阳明胃经者，当于伤寒化火法求之。

次论虚火。虚火从邪热伤阴，阴虚生火，火就燥而成。如发于太阴肺经者，必君火被内风相煽，蒸肺津而消胃液，其舌必嫩红而干，或绛底浮白，舌形胖嫩，甚或舌苔红中有白糜点，脉多右浮大无力，左弦数无力，甚则细劲，神多困倦，或反烦躁，症多头晕心悸，咽干喉燥，气喘咳逆，或干咳无痰，即有稀痰，亦黏着喉间，咯吐不爽，或痰中间有红丝红点，睡时不能仰卧，仰卧即气逆而咳，咳则心下煽动，或只能侧卧一边，翻身则咳不休，朝凉暮热，少气薄力，治法宜清金制木、保肺和胃为首要，如清燥救肺汤加岩制川贝，葛氏保和汤加润肺雪梨膏之类，以润燥而止咳；若燥回咳减，而发热不休者，则以青蒿鳖甲煎合顾氏清金散，以退阴分伏热，而平其气咳；大势轻减后，当以顾氏保阴煎善其后。

如发自少阴肾经者，必君火与真水不交，水愈亏则火愈旺，其舌多嫩红而燥，或舌心虽黑，无甚苔垢，或舌本枯而不甚赤，脉多右大无力，左弦细数，甚或沉细涩数，或浮大革数，神多虚烦，甚或惊悸，或极疲倦症，多梦遗精滑，或梦与鬼交，潮热盗汗，平旦病减，午后病增，口干舌燥，颧红唇赤，五心烦热，腰酸足冷，甚或骨痿于床，气浮而咳，或气喘而促，或头晕咽痛，大便多秘，或反溏滑，小便短数，溺有余沥，或精随溺而带出，治法宜滋阴润燥，交济心肾为首要，周氏新加六味汤主之，间有可用六味加犀角汤者。若济君火，则加枸杞、元参；若输肺金，则加生脉散；火甚者，加黄柏、龟板，或专用丹溪大补阴丸，滋阴潜阳，以苦寒培生气而坚阴，较六味地黄汤更优；如小便清和，无痰气者，只须专意滋肾，张氏左归饮，多服为佳。

次论阴火。阴火即阴盛格阳之火，亦即阴极似阳之火，其病虽见种种火象，如面赤戴阳，除中能食，手足躁扰，欲入泥水中坐，脉则虚大或芤数，舌绛红胖嫩，治宜用大辛大热，直破其阴以回阳，少佐甘咸以引火归元，如八味丸，加炙草、童便，或佐介潜如牡蛎、龟板，或佐镇纳如黑锡丹，或佐交济如磁朱丸，或佐纳气如坎气[①]、蛤尾，或佐敛汗如五味子、麻黄根，均可量症酌加。惟温热伏邪，最多假阴火证，如热壅于上，气不下行，而见热深厥深，两足如冰，或两手亦冷，确是下寒上热之证者，切不可误认为阴火，辄用桂、附，而曰：迎阳破

① 坎气：即初生脐带。

阴，导龙入海，以致酷烈胃液，烁涸肾阴，祸不旋踵。

何秀山郁火、实火、虚火证治论

风者，善行而数变，本无定性，随寒热燥湿为转移，故风寒温散，风热凉散，风燥辛润，风湿辛燥，寒与暑为对待，燥与湿为对待，各宜对证发药。惟火证独多，如风寒湿闭郁表，气化火者，治宜辛温发散；内伤饮食生冷，遏而化火者，治宜辛热消导，此二者皆为郁火，《内经》所谓“火郁发之”也。外感温暑燥热，增助内热成火者，治宜辛凉甘润；内伤饮食辛热，致火得热愈炽者，治宜苦寒消导，此二者皆为实火，丹溪所谓“气有余便是火”，《内经》所谓“实者泻之”是也。气不足致令脾阳郁而成火者，李东垣所谓“阳虚发热”也，治宜甘温以补中气，少佐甘凉以泻浮火；肾水虚致令肝火冲而上炎者，朱丹溪所谓“阴虚发热”也，治宜甘平以滋真水，少佐酸辛以泄相火，此二者皆为虚火，《内经》所谓“精气夺则虚，虚者补之”是也。

张禾芬五疫症治辨（附鼠疫证治）

《素问·遗篇》详载五疫曰：金疫、木疫、水疫、火疫、土疫。金疫亦名金疠，水疫名水疠，亦名寒疫。木土二疫，南方多有之。木疫本春令风温而挟时毒，土疫即夏秋湿热而兼疠气，若火疫、金疫、水疫幸不多发，发则症势猖狂危急万分，非有单刀直入之重剂断难奏效。盖火疫多发于夏令干旱，初起头痛昏闷，霎时僵直，体若燔炭，或热入心包，内闭外脱，或狂叫数声，呕血而绝，腐气熏蒸，倏忽传染。其对证药，如疫邪尚在气分，以白虎汤为主治，虚者加西洋参，虚甚用人参；兼湿热者合薏苡、竹叶散，或甘露消毒丹；重者日二三服，石膏少则数钱，重则一二三两；如疫毒传入血分，犀角地黄汤、人中黄丸、清瘟败毒散、神犀丹选用；若疫毒攻心，气血两燔，神识昏蒙者，黄连解毒汤、凉膈散、三黄汤、玉女煎、清营汤、安宫牛黄丸，随症酌服，须佐行军散、红灵丹、紫雪丹调服，此治火疫之大概也。至金疫多发于秋分前后，其病以燥邪为主，或感温燥，或感寒燥，或兼惊邪，或兼肝郁，或裹里湿，或袭外风，或本阴虚，或因食滞，要皆挟时行毒厉之气，故病势较秋燥症为重，甚至立时昏闭，汤丸针刺，俱所不及。或肺胃阻塞，药不下咽，或元气衰败，肢冷汗厥，或津液干涸，求汗吐下而不得，或疫毒入脏，腹痛泄泻，随泻随脱；其有转机者，或变湿热，或变疟疾，或变久痢，必须淹缠时日而愈，抑仍归不愈者有之。初起治法以开通肺胃之气为主，治但宜辛凉，不宜香燥。如兼寒者，亦只宜温润，不宜刚烈，大略如吴氏清燥养营汤、蒌贝养营汤，减去苏、橘之温散，加桔梗、鲜石菖蒲根、鲜石斛、鲜竹沥、生梨皮、生萝卜汁之类，以宣肺窍而救胃津，豁燥痰而行脾湿为主治；如须取吐者，用人参芦、竹沥、鲜石菖蒲汁之类；如疫毒重者，须用紫金锭、犀角、羚羊、人中黄、生大黄、紫花地丁之类；如疫邪已解，肺胃津液未复，须用沙参、杏仁、贝母、石膏、石斛、鲜苇茎、梨汁、金汁之类，以清气和阴为治；如热邪内灼，血分干枯，须佐生地、丹皮、赤芍、怀牛膝、紫草、人乳之类，以柔肝养血为治；如热结津枯，肺、大肠化气不行，大便干秘者，须用全瓜蒌、桃仁、麻仁、蚕沙、皂荚之类，以降浊破结为治。此又金疫之病变多端，而猝不及防者也。若水疫之发，则较木土二疫为少，较金火二疫为多，势较金火二疫为缓，较木土二疫为急。病状或先吐后泻，或先泻后吐，或吐泻兼作，手足拘挛，或不吐不泻而腹绞痛，脚筋抽掣。设虚汗脉缩，肢冷口噤，目瞪神呆，即腹不痛，脚不吊，已是脱象；若无汗脉伏，音嘶口渴，吐利厥冷，痛苦万状，尚是阳气为阴寒所遏，有服通阳之剂而愈者；或虚汗淋漓，呕逆胀痛，大渴烦躁，状如白虎症，而手足逆冷，脉细如丝，舌苔灰白，小溲清冷，实虚寒之极，肺脾胃已将告竭，而趺阳、太溪脉尚应指，是肾元未绝，有投温补脾肾之剂而起死回生者。此症大旨，以护肺、运脾、温肾为主治，大忌针刺开泄，及汤剂发汗。当取古方中之确切病情者，如理中汤、四逆汤、白通汤、参附汤、术附汤、真武汤、蜀椒建中汤、乌梅丸、来复丹、纯阳正气丸、霹雳散、辟瘟丹、半硫丸、玉壶丹；外治如灵宝妙应丹；寒甚，五香散，用药敷气海穴，盖以清凉膏、艾火灸之，可以渐转生机，此又水疫之病机治法，毫厘千里者也。要之五疫之症，势起仓猝，或急不待治而败，或方不对症而败，或药不及病而败，因思疫症之书既多，大抵偏主温毒，而明辨五疫者少，故就管见所及而详言之。

近时西人有所谓核子瘟者，即中医所谓痰核瘰疬、石疽鼠瘘、马刀挟瘿、流注风毒之类也。昔贤治法，已极明备，乃据西人考察病由，谓核子瘟即是鼠疫。其证状初起，胸闷头晕咽阻，恶寒发热，夜热气粗，或呕吐血汁，或起发痧疹，或咽喉腐痛，病变不一，而以颈项结核者，为居多数。亦有在腰背者，有在臂腿者，有在胯间者。西法多注泻毒，或用剖解法，往往有效有不效。中医则以祛风消毒，清络豁痰为主治，全活者颇众，须避一切腥臭，及诸热毒酿痰黏腻之品，并忌初起时便用寒凉强遏之重剂，要药如紫金锭、鲜石菖蒲根、鲜金银花藤叶、鲜菊花叶干，俱有奇验。如牛蒡、薄荷、连翘、银花、山栀、丹皮、桔梗、苦甘草、地丁草、僵蚕、蝉衣、竹沥、竺黄、赤苓、赤芍、象贝、川贝、橘红白络、钩藤、郁金、枳实、胆星、慈菇、海藻、昆布、地栗、海蛇之类，俱可随症选用。如平日喜食鱼鲜及一切腥荤者，则同气易于发病，须加生莱菔汁、槟榔磨汁、青果打汁，取效更捷；挟寒湿者，稍兼温化；如素体本虚，而患此毒症者，则须一面清淡和阴，一面仍佐化痰消毒而不伤正，缓缓治之，庶几有效。或补正而不祛邪，或攻痰而不顾本，二者皆失之。

灾莲君热疫霍乱证治论

粤[1]自地球绕日，寒暑平分，播为四时，嬗[2]为六气，流为六淫，此天然之自理，医门之公法，无智愚莫之易也。人居寒、温、热三带之中，风土既有不同，节候因而各异，以故六淫为患，亦莫不准乎其时。有当其时而发者，主气也，如冬寒、夏暑、春温、秋燥者是；有非其时而发者，异气也，如春应温而反寒，夏应热而反凉者是；有后其时而发者，伏气也，如冬伤于寒，春必病温者是。其为病也，有六经三焦之界说，有表里营卫之法程，有标本寒热中见之限仪，有传经直中越经之游表。其为治也，又视人身之阴阳强弱以为程度，惟变所适不拘故常，纲目既繁，毋庸泛论。若疫证必由兵荒之后，旱潦之余，为厉

① 粤：古作语助，与“聿”、“越”、“曰”通用，用于句首或句中。《史记·周本记》：“粤詹（瞻）雒伊。”班固《幽通赋》：“尚粤其几，论神域兮。”
② 嬗：演变；蜕变。《汉书·贾谊传》：“形气转续，变化而嬗。”

气所中，并随主气、异气、伏气之原因而发者也。其证则阖户沿村，大小相似，传染之骤，如疾风暴雨。盖尝求之《内经》，虽列五疫之名，而引而不发，仲景虽有阴毒、阳毒之说，而语焉不详。降至叔和、元方、《外台》，以迄有宋诸家，各持一议，绝少会通，方圆枘凿，不适于用，缘中古时物竞未烈，此证绝少，未有专书。宋金以后，纷争日亟，疫气繁兴，称为蕃痧，目为虏证，流传既广，遂滋异同，总论其端约有五种。其金、水二疫，专证颇少，惟木、火、土三疫，为患最多。木邪多从火化，湿土则可寒可热，而仍随时令为变迁，故医者治疫，必先审明六气，以定用药之权衡。若今岁（壬寅），时行之疫，则皆中暑、暑温、湿热类也。其由时气发者，则为温病，其挟厉气发者，则为疫病，其证起点津沽，渐由通商各埠，蔓延内地。我乡自春徂夏，延染喉瘟，四气初交，霍乱大作，迄今浃旬，枕藉相仍，大抵毙于病者十之一，毙于药者十之九，总不晓疫疠之原，实由口鼻吸受炭气，与身内养气合而化火，始自气管传入血管，逆乱肠胃。阑门闭则热毒下攻而为泻，幽门闭则热毒上冲而为呕，热毒传入微丝管，挟厥少相火，走窜诸经，轻则麻木，重则转筋；热闭胰胆二管，气结不达，血阻不行，始则音低眶陷，继则肉脱螺瘪，甚至火极似水，肢体逆冷，汗出如冰，面色灰败，环口黧黑，恶候叠见，命悬俄顷。医者墨守套法，以伤寒之霍乱，治时行之热疫，理中、五苓、白通、四逆，执方施治，应手告殂，夭枉既众，尸秽熏蒸，微生物孳息曼衍，复随淡轻炭养，散布空中，遇物即着，人身感触，传染遂多，是欲以药弭病，实不啻以药造病，循环辗转，靡有穷期，用是不忍缄默，略述热疫治则于后。

辨　　证

一、伤寒霍乱，初起脉必沉紧有力，甚则忽然冰伏；热疫霍乱，初起脉必模糊缓弱，沉细无力，甚则渐渐而伏。盖脉道运行，全赖回血管为主动力，热毒内阻，回血管行度渐迟，回血渐少，脉道即因之而变，此仲景所谓脉渐渐大、渐渐小为脉厥也。热浅厥浅，热深厥深，与肢逆体冷同义。热疫之脉，无不如是，不得以阳证见阴脉论。若病起即见洪数、滑疾、弦急之脉，乃系寻常温病，非疫证也。

二、伤寒霍乱，必发热恶寒，腹中苦冷，甚则四肢厥逆；热疫霍乱，四肢逆冷者，不发热恶寒，腹中自温。转关后，必反恶热，胸腹热甚，少气烦冤，甚则欲擗地入井，喜啖生冷，全是阳明热极之征，投以凉解，则外体渐温，而内热渐止，此所谓内真热而外假寒也。

三、伤寒霍乱，舌白或淡无苔，面唇色青，或皖白，口中气和；热疫则口气重浊，舌苔黄垢，或白腻而底绛，面色尘晦，唇紫。盖一则寒邪中经，气血凝滞，一则热邪中腑，毒气弥漫也。

四、伤寒霍乱，头虽痛而不重；热疫霍乱，头痛如戴巨石，沉重不能举。一则寒犯太阳，循经作痛，一则浊邪上冒，热闭清阳也。

五、伤寒霍乱，汗出周身，或半身以上；热疫汗出，头汗独多。一则寒邪伤卫，卫气不固；一则邪热入里，毒热熏蒸。以头为诸阳之首，火性炎上故也。

六、伤寒霍乱，口不渴饮，呕利清水，甚则下利清谷；热疫霍乱，口渴喜饮，便溺黄赤热秽，甚或小便不通。一则寒犯太阴，阳困不展；一则毒壅阳明，热逼下注也。

疗　　法

一、霍乱初起，头重昏眩，胸痞腹胀，郁郁不知所苦，此热毒初发，三焦气闭，升降不通，用旋枢廓清饮主治。先以阴阳冰调下解悬丹。

二、霍乱既成，上吐下泻，汗出淋漓，四肢逆冷，此热毒内攻肠胃，逼液外泄，上下格拒，清浊相干，三焦不通，腑气欲闭，《千金》鼠矢汤主之。服解悬丹如前法。

三、霍乱证具，两目眶陷，爪甲色变，两足转筋，甚则螺纹皆瘪，此热毒深入血分，阳明与厥阴俱病，热郁不达，煎熬血液，穿经入络，风火鸱张，急以解悬丹纳脐中，艾灸三五壮，并调服如前法，方用展轮四维饮主之。

四、霍乱欲吐不吐，欲泻不泻，腹痛如绞，爪甲色变，肢逆转筋，此为干霍乱。热毒内结，气血不行，先宜栀子豉汤探吐，吐尽其食，亟服解悬丹如前法，并以法灸之，方用紫金丹主之，紫雪丹亦主之。

五、霍乱证具，昏狂烦躁，扬手掷足，甚则循衣撮空，此热毒炽盛，逼乱神明也，神犀饮主之，并服解悬丹如前法。此证忌灸。

六、热疫初中，即昏愦瞀乱，奄忽不知人，手足瘛疭，牙关紧闭，六脉沉伏，此为闷疫，毙不终朝，亟以解悬丹搐鼻取嚏，得嚏者生，方以神犀饮送下紫雪丹。

以上六款，皆热毒从内攻发，邪闭不出，急则二三时，缓则一周时告毙。此时病机未转，名为关前，亟用上列各法，及药灸脐，并刺曲池（两臂弯）、委中（两膝弯）、少商（大指甲向里如韭叶许）、合谷（即虎口）、十指尖等处。神昏者，舌底下有黑筋，亟刺出血；神不昏者，勿刺，一面即解看其发，有赤色者，急拔之，再看胸背，如有长毛者急去之，外用姜艾，或辣蓼，或樟脑和白兰提，或高粱，乘热揩擦手足遍身，如法施治。逾时筋舒螺还，厥回脉续，是为出关，轻者手足即温，呕泻渐瘥，热渴不甚，与芳香辛凉淡渗，清热化湿，其病立已；重者转关后，四肢仍冷，甚或体寒如冰，脉不起，沉细如故，自觉躁热烦冤，大渴引饮，汗时时泄，此热邪外露，燥火用事，不得再用针灸，宜按后列各款，以法治之。

一、霍乱转关后，苔黄浊垢，手足冷，汗时泄，大热喜凉，大渴引饮，脉厥不还者（即沉细无力之谓），河间甘露饮主之；轻者用清胃饮。

二、霍乱转关后，手足冷，胸痞腹胀，气逆或噫呃，恶热渴饮者，昌阳泻心汤主之。

三、霍乱转关后，手足冷，恶热渴饮，呕泻不止者，安中汤主之。

四、霍乱转关后，口不渴，不恶热，手足微逆，舌白滑，或淡无苔，呕泻不止者，六一温胆汤主之。舌白满布，垢浊甚者，加槟榔、草果仁，此热疫中之寒霍乱，犹《伤寒论》中之热霍乱方，用五苓者是也。

五、霍乱转关后，一二日忽然咽喉肿痛，语言难出，痰涎缠闭，口燥咽干，此热毒上干肺系，金被火刑，化源欲绝，亟以玉露饮救之，吹以加味锡类散。

六、霍乱转关后，一二日忽然身热狂走，时欲登高入井，舌黑或紫绛，口渴肢冷，时时昏厥，此阳明燥热，毒火燎原，包络被围，神明闭塞，炼雄丹主之，神犀饮亦主之。

七、霍乱转关后，二三日手足冷，脉仍不起，沉微欲绝，或两尺不至者，此热毒深入，内灼脏腑，正气困溃，无力托邪，法在不治，舌绛神微昏者，参麦神犀饮主之；汗出而渴，神不昏者，竹叶石膏汤主之。如以参、术等补剂投之，速之毙矣。

八、霍乱转关后，二三日息高神倦，但欲寐，奄忽不欲言，舌绛无苔，身热渴饮，脉促或结代者，此金燥上裂，气不归原，为难治，人参白虎汤主之；身无大热，渴不甚者，清燥救肺汤主之。

九、霍乱既愈，神倦气馁，肢懈无力，恹恹不欲食者，清暑益气汤主之。若遽投参、术等补剂，留邪害正，反复最易，感证皆然，热疫后尤宜切戒。

十、热疫霍乱，误服桂、附、参、术等禁剂者，不救；若误在转关前者，尚可疗，用急火煎绿豆汤和生莱菔汁，频频与服，先解药毒，再以前法勉图之。

卷　四

慈溪　严鸿志痴孙　纂辑
后学镇海胡修鉴镜如　校字

绛雪园伤寒方条目

仲景《伤寒论》辨六经为病，非辨风寒也，其方亦以上下表里寒热为治，非专治伤寒也。和、寒、温、汗、吐、下六者为祖方，盖方之有祖，犹字之有母，由兹或复或减，或因或变，扩成一百十三方，井井有条，丝丝入扣，标而出之。

桂枝汤，和剂祖方也。

白虎汤，寒剂祖方也。

四逆汤，温剂祖方也。

麻黄汤，汗剂祖方也。

栀豉汤，吐剂祖方也。

承气汤，下剂祖方也。

栀豉汤、瓜蒂散，宣可决壅也。

五苓散、十枣汤，通可行滞也。

附子汤、理中丸，补可扶弱也。

陷胸汤、承气汤、抵当汤，泄可去闭也。

麻黄汤、葛根汤，轻可散实也。

龙骨牡蛎汤，重可镇怯也。

石脂丸、桃花汤，涩可去脱也。

猪胆导蜜煎，导滑可去著也。

麻黄连轺赤小豆汤，燥可去湿也。

黄连阿胶汤，润可去枯也。

白虎汤，寒能胜热也。

白通汤、四逆汤，热可制寒也。

桂枝汤，解肌表之汗，是宣发形肉之阳气也。

麻黄汤，发经络之汗，是疏通血脉之阴气也。

葛根汤，解肌肉之汗，是升提津液之清气也。

大青龙汤，泄胸中之汗，清内扰之阳气也。

小青龙汤，发心中之汗，涤内蓄之水气也。

麻黄汤，邪伤营而不伤形者，竟发汗以散邪也。

桂枝汤，邪伤卫而已伤形者，服之啜粥渍形以为汗也。

麻黄细辛汤，用附子升肾液以为汗也。

附子汤，用人参固肾液以止汗也。

柴胡汤，重用寒凉，阳经之邪不欲其太升也。

乌梅丸，重用辛热，阴经之邪不欲其太收也。

麻黄汤，病从外之内者，仍治其外也。

栀豉汤，病从内之外者，仍调其内也。

桂枝汤，病虽入里，而表证仍在者，当先和其表也。

调胃承气汤，证虽有表，而里证甚者，当先调其内也。

大柴胡汤、小柴胡汤，从半表半里者，当和其内外也。

小柴胡汤，治轻邪在腠理。

大柴胡汤，治浊邪入募原。

桂枝汤，仅解太阳初感之邪。

柴胡汤，可调三阳半表之证。

麻黄附子汤，治邪从阳分注经之证。

附子汤，治邪从阴分内注于骨之证。

小青龙汤，治表热里寒。

大青龙汤，治表寒里热。

四逆散，解少阴里热。

当归四逆汤，散厥阴表寒。

通脉四逆汤，救少阴亡阳。

茯苓四逆汤，救太阳亡阴。

白虎汤、承气汤，存中焦之阴以和胃气。

白头翁汤、四逆散，救下焦之阴以清脾气。

麻黄附子细辛汤、黄连阿胶汤、甘草汤、桔梗汤、猪肤汤、半夏汤、苦酒汤，治阳邪伤少阴之阳。

桃花汤、猪苓汤，治阳邪伤少阴之阴。

附子汤、吴茱萸汤，治阴邪伤少阴之阳。

通脉四逆汤、茯苓四逆汤、干姜四逆汤，治阴邪伤少阴之阴。

附子督麻黄，从少阴出太阳。

大承气不设监制，从太阴入阳明。

麻黄汤，发营中热汗。

瓜蒂散、栀豉汤，吐胸中寒饮。

瓜蒂散，吐上焦之重剂。

栀豉汤，吐中焦之轻剂。

十枣汤、大陷胸丸，治中焦之水，泻之于内也。

桂枝去桂加茯苓术汤，治下焦之水引而竭之也。

小青龙汤，治动而逆上之水。

五苓散，治静而不行之水。

十枣汤，治弥漫之水。

大陷胸治痞满之水。

真武汤，治沉着之水。

小青龙治寒邪未解之水，故温以汗之。

十枣汤治阳邪未解之水，故引而竭之。

小青龙入太阳，治阳水，功兼外散。

真武汤入少阴，治阴水，功专下渗。

乌梅丸，治阴经厥利，故兼温补。

白头翁汤，治阳经热利，故专凉散。

十枣汤、五苓散，下太阳水道之邪。

大柴胡汤，下少阳气分之邪。

三承气汤，下阳明谷道之邪。

桂枝加大黄汤，下太阴转阳明之邪。

桂枝加芍药汤，和太阳转太阴之邪。

柴胡汤加芒硝，下少阴转阳明之邪。

大柴胡汤，下少阳无形之邪。

柴胡汤加芒硝，下少阳有形之邪。

桂枝加芍药汤，下太阳无形之邪。

三物白散，下太阴有形之邪。

四逆散，下少阴无形之邪。

大小承气汤，下诸经有形之邪。

桂枝汤，太阳表剂多从是汤加减。

栀豉汤，阳明表剂多从是汤加减。

小青龙汤，义重半里，故加减中麻黄可删。

小柴胡汤，义重半表，故加减中柴胡必存。

桂枝[1]汤加附子加大黄，是方外随证可复。

青龙汤加减，真武汤加减，即于方内求义损益。

附子汤、吴茱萸汤加人参，从阳固阳。

白虎汤、泻心汤加人参，从阴济阴。

当归四逆汤，不去芍药，和肝阴也。

白头翁汤，重用芩、连，泄肝热也。

乌梅丸，黄连一斤，黄柏六两，重泻肝热也。

复脉汤，生地一斤，麦冬八两，急救肝阴也。

柴胡汤有加减法者，少阳有变动之用。

乌梅丸无加减法者，厥阴为止静之体。

桂枝汤有疑似证，柴胡汤亦有疑似证。

柴胡汤有坏病，桂枝汤亦有坏病。

桂枝汤证罢，桂枝不中与，随证治之，仍不离桂枝。

柴胡汤证罢，柴胡不中，与设法救逆，仍不出柴胡。

桂枝一味，外邪未离营卫，六经皆可用。

柴胡一味，邪留腠理半表，三阳皆可用。

桂枝汤、麻黄汤，主治太阳营卫，亦可治阳明营卫之邪。

真武汤，主治少阴水气，亦治太阳汗后亡阳。

四逆汤，主治太阴下利清谷，亦可治太阳脉反沉者。

五苓散，主治太阳消谷水逆，亦可治阳明饮水多者。

猪苓汤，主治少阴下利，亦可治阳明小便不利。

抵当汤，主治太阳瘀血在里，亦可治阳明蓄血。

---

① 枝：原作“子”，据清扫叶山房刊《绛雪园古方选注》改。

瓜蒂散，主治阳明胸中痞硬，亦可治少阴温温欲吐。

大青龙汤，脉微，汗出恶风者，不可与。

白虎汤，脉浮发热无汗者，不可与。

瓜蒂散，诸亡血虚者，不可与。

栀子汤，病人旧微溏者，不可与。

猪苓汤，阳明病汗出多者，不可与。

承气汤，表邪未解热不潮者，不可与。

建中汤，呕家不可与。

桂枝汤，酒家、亡血、虚家不可与。

感证方剂

发表之剂一

麻黄汤

麻黄三两，去节　杏仁七十粒，去皮尖　桂枝二两，去皮　甘草一两，炙

麻杏甘石汤

麻黄四两，去节　杏仁五十个，去皮尖　甘草二两，炙　石膏八两，碎，绵包

麻黄附子甘草汤

麻黄二两，去节　附子一枚，泡去皮，切八片　甘草二两，炙

麻黄附子细辛汤

麻黄二两，去节　细辛二两　附子一枚，泡去皮，切八片

麻黄升麻汤

麻黄二两半，去节　升麻一两一分　当归一两一分　知母十八铢　黄芩十八铢　葳蕤十八铢　石膏碎，绵包　天门冬去心，一方用麦门冬　茯苓　甘草炙　白术　白芍药　干姜　桂枝各六铢

麻黄连轺赤小豆汤（连轺即连翘根）

麻黄二两，去节　连轺二两　赤小豆一升　杏仁四十个，去皮尖　生姜二两，切　生梓白皮一升　甘草二两，炙　大枣十二枚，擘

大青龙汤

麻黄六两，去节　桂枝二两，去皮　甘草二两，炙　杏仁四十个，去皮尖　生姜三两，切　大枣十二枚，擘　石膏如鸡子大，碎绵包

小青龙汤

麻黄三两，去节　桂枝三两，去皮　芍药三两　干姜三两　细辛三两　五味子半升　甘草三两，炙　半夏半升，洗

俞根初加减法：渴者，去姜半夏，加天花粉三钱；喘者，去麻黄，加苦杏仁三钱；小便不利，小腹满者，重加茯苓六钱；误饮冷水，寒与水相搏，其人噎者，再加淡附片一钱；但咳而不上气，脉右浮滑者，去桂枝、芍、草，加川朴钱半、苦杏仁

三钱、石膏四钱、淮小麦三钱；咳而上气，喉中作水鸡声者，亦去桂枝、芍、草，加射干二钱、款冬花三钱、紫菀四钱、大枣二枚；如汗解后，肺有支饮而呕者，去麻、桂、白芍，加浙茯苓四钱；饮去呕止，其人形肿者，加苦杏仁三钱；如胃热上冲，面热如醉者，加酒炒生锦纹一钱；如咳而上气，烦躁而喘，脉右浮滑，心下有水而肺胀者，原方加石膏八钱。

桂枝麻黄各半汤

桂枝一两十六铢，去皮　麻黄一两，去节　芍药一两　杏仁二十四粒，去皮尖　甘草一两，炙　生姜一两，切　大枣四枚，擘

桂枝二麻黄一汤

桂枝一两十七铢，去皮　芍药一两六铢　甘草一两二铢，炙　麻黄十六铢，去节　杏仁十六个，去皮尖　生姜一两六铢，切　大枣五枚，擘

桂枝二越脾一汤

桂枝十八铢，去皮　芍药十八铢　甘草十八铢　生姜一两二铢　大枣四枚，擘　麻黄十八铢，去节　石膏十四铢，碎，绵包

葛根汤

葛根四两　麻黄三两，去节　桂枝二两，去皮　白芍二两　甘草二两，炙　生姜三两，切　大枣十二枚，擘

葛根加半夏汤

葛根四两　麻黄三两，去节，泡去黄汁，焙干　桂枝二两，去

皮 芍药二两 甘草二两，炙 生姜三两，切 大枣十二枚，擘 半夏半升，洗

苏羌达表汤 辛温发汗法《俞氏经验方》

苏叶钱半至三钱 防风一钱至钱半 杏仁二钱至三钱，去皮，勿研 羌活一钱至钱半 白芷一钱至钱半 橘红八分至一钱，极重钱半 生姜八分至一钱 浙苓皮二钱至三钱

加减法：如风重于寒者，通称伤风；咳嗽痰多，原方去羌活、生姜，加仙半夏三钱、前胡二钱、苦桔梗钱半。

葱豉桔梗汤 辛凉发汗法《俞氏经验方》

鲜葱白三枚至五枚 苦桔梗一钱至钱半 焦山栀二钱至三钱 淡豆豉三钱至五钱 苏薄荷一钱至钱半 青连翘钱半至二钱 生甘草六分至八分 鲜淡竹叶三十片

加减法：如咽阻喉痛者，加紫金锭两粒，磨冲大青叶三钱；如胸痞，原方去甘草，加生枳壳二钱、白蔻末八分冲；如发疹，加蝉衣十二只，皂角刺五分、大力子三钱；如咳甚痰多，加苦杏仁三钱、广橘红钱半；如鼻衄，加生侧柏叶四钱、鲜茅根五十支，去衣；如热盛化火，加条芩二钱、绿豆青二两煎药；如火旺就燥，加生石膏八钱、知母四钱。

九味仓廪汤 益气发汗法《俞氏经验方》

潞党参一钱至钱半 羌活八分至一钱 苏薄荷一钱至钱半 浙茯苓二钱至三钱 防风一钱至钱半 前胡一钱至钱半 苦桔梗一钱至钱半 清炙草六分至八分 陈仓米三钱至四钱

七味葱白汤 养血发汗法《俞氏经验方》方载王氏《外台》

鲜葱白三枚至四枚 生葛根一钱至钱半 细生地钱半至三钱 淡豆豉二钱至三钱 原麦冬一钱至钱半 鲜生姜一片或二片

用百劳水四碗煎药。以长流水盛桶中，以竹竿扬之数百，名百劳水。

加减葳蕤汤 滋阴发汗法《俞氏经验方》

生葳蕤二钱至三钱 生葱白二枚至三枚 桔梗一钱 苏薄荷五分 淡豆豉三钱至四钱 东白薇一钱至三钱 炙甘草五分 大红枣两枚

参附再造汤 助阳发汗法《俞氏经验方》方从陶节庵再造散加减

高丽参一钱至钱半 淡附片五分 川桂枝一钱 羌活八分 绵芪皮钱半，酒洗 北细辛三分 清炙草八分 防风八分

香苏葱豉汤 理气发汗法《俞氏经验方》方载《张氏医通·妇科门》

制香附钱半至二钱 新会皮钱半至二钱 鲜葱白二枚至三枚 紫苏钱半至三钱 清炙草六分至八分 淡香豉三钱至四钱

葱豉荷米汤 和中发汗法《俞氏经验方》

鲜葱白一枚，切 淡香豉二钱 苏薄荷四分，冲 生粳米三十粒

新加三拗汤　宣上发汗法　《俞氏经验方》

带节麻黄六分　荆芥穗二钱　苦桔梗一钱　金橘饼一枚　苦杏仁钱半）　苏薄荷一钱　生甘草五分　蜜枣一枚

麻附五皮饮　温下发汗法　《俞氏经验方》

麻黄一钱　淡附片八分　浙苓皮三钱　大腹皮二钱　细辛五分　新会皮钱半　五茄皮三钱　生姜皮一钱

越脾加半夏汤　蠲痰发汗法　《俞氏经验方》　方载《金匮》

蜜炙麻黄一钱　姜半夏四钱　鲜生姜一钱　生石膏四钱　生甘草八分　大黑枣四枚，泡，去皮

《千金》葳蕤汤

生葳蕤钱半　石膏二钱，碎　东白薇　光杏仁各一钱，去皮尖　青麻黄五分　川芎六分　青木香八分　独活八分　炙甘草五分

六神通解散

青麻黄五分　生石膏五钱　杜苍术八分　黄芩钱半　飞滑石三钱　生甘草五分　淡香豉三钱　葱白三枚

黄连香薷饮

香薷二钱　黄连五分，酒炒　厚朴一钱，姜制

荷杏石甘汤

苏薄荷一钱　光杏仁三钱　生石膏四钱　知母三钱　生甘草六分　北细辛三分　鲜竹叶三十片

五积散

白芷六分　陈皮六分　厚朴六分　当归二分　川芎二分　芍药二分　茯苓二分　桔梗二分　苍术七分　枳壳七分　半夏四分　麻黄四分　桂枝三分　生姜三片　甘草三分

五叶芦根汤

藿香叶一钱　薄荷叶一钱　佩兰叶一钱　荷叶一钱

先用枇杷叶一两，水芦根一两，鲜冬瓜二两，煎汤代水。

麻黄杏仁薏苡甘草汤

麻黄八分　杏仁三钱　生米仁六钱　炙甘草五分

香苏饮

紫苏叶二钱　香附一钱五分　陈皮一钱五分　炙甘草一钱　生姜三片　葱白三枚

大羌活汤

羌活三钱　独活三钱　防风三钱　细辛三钱　防己三钱　黄芩三钱　黄连三钱　苍术三钱　白术三钱　甘草三钱，炙　知母一两　川芎一两　生地一两

每服五钱，热饮。

涌吐之剂二

栀子豉汤

生栀子十四枚　香豉四合，绵包

栀子甘草豉汤

生栀子十四枚　甘草二两　香豉四合，绵包

栀子生姜豉汤

生栀子十四枚　生姜五两　香豉四合，绵包

栀子厚朴汤

生栀子十四枚　厚朴四两　枳实四两，汤浸，去穰炒

瓜蒂散

瓜蒂一分，熬黄　赤小豆一分　香豉一合

攻里之剂三

小承气汤

大黄四两，去皮　厚朴二两，炙，去皮　枳实三枚，炙

大承气汤

芒硝三两 大黄四两，去皮，酒洗 厚朴八两，炙，去皮 枳实五枚，炙

调胃承气汤

大黄四两，清酒浸 甘草二两，炙 芒硝半升

桃仁承气汤

桃仁五十个，去皮尖 桂枝二两，去皮 大黄四两，去皮 芒硝二两 甘草二两

小陷胸汤

瓜蒌实大者一枚 黄连一两 半夏半升

大陷胸汤

大黄六两，去皮 芒硝一升 甘遂一钱

又大陷胸汤

瓜蒌实一枚，去皮 甘遂四两 桂枝四两，去皮 人参四两 大枣十二枚，擘

大陷胸丸

葶苈半升，熬 杏仁半升，去皮尖，熬黑 大黄八两，去皮 芒硝半升

大柴胡汤

柴胡八两　黄芩三两　半夏半升　生姜五两，切　大枣十二枚，擘　芍药三两　枳实四枚，炙　大黄二两，去皮，酒洗

柴胡加芒硝汤

柴胡二两十六铢　黄芩一两　人参一两　甘草一两，炙　生姜一两，切　半夏五枚　大枣四枚　芒硝二两

柴胡加大黄芒硝桑螵蛸汤

柴胡二两　黄芩十八铢　人参十八铢　甘草十八铢，炙　生姜十八铢，切　半夏五枚，洗　大枣四枚，擘　芒硝三合　大黄四两，去皮，酒洗　桑螵蛸五枚

桂枝加大黄汤

桂枝三两　芍药六两　甘草二两，炙　生姜三两，切　大枣十二枚，擘　大黄二两，去皮

枳实栀子豉汤

枳实三枚，炙　栀子十四枚，擘　香豉一升，绵包

四逆散

柴胡十分　枳实十分，炙　芍药十分　甘草十分，炙

白散

桔梗三分　贝母三分　巴豆一分，去皮心，熬黑，研如脂

麻仁丸

麻子仁二升　杏仁一斤，去皮尖　白芍八两　大黄一斤，去皮　厚朴一尺，炙，去皮　枳实八两

抵当汤

水蛭三十个，熬　虻虫三十个，熬，去翅足　桃仁三十个，去皮尖　大黄三两，去皮，酒浸

抵当丸

水蛭二十个　虻虫二十个，去翅足，熬　桃仁二十五个，去皮尖　大黄三两，去皮

五苓散

猪苓十八铢，去皮　茯苓十八铢　泽泻一两六铢　白术十八铢　桂枝五钱，去皮

猪苓汤

猪苓一两，去皮　茯苓一两　阿胶一两　滑石一两　泽泻一两

十枣汤

芫花熬　甘遂　大戟各等份　大枣十枚，擘

牡蛎泽泻散

牡蛎熬　泽泻　海藻洗去盐　蜀漆洗去腥　葶苈熬　商陆根熬　瓜蒌根以上各等份

蜜煎导法

蜂蜜七合

上蜜纳铜器中，微火煎如饴，勿令焦，俟可丸捻作梃，如指许长二寸，当热作令头锐，内谷道中，以手急抱，欲大便时，乃去之。

猪胆导法

大猪胆一枚

上泻汁和醋少许，以灌谷道中，如一食顷，当大便出。

三仁承气汤　缓下脾脏结热法《俞氏经验方》

大麻仁三钱，炒香　松子仁三钱，研透　小枳实钱半，炒香　大腹皮二钱　光杏仁三钱　生川军一钱，蜜炙　油木香五分　猪胰一钱，略炒

陷胸承气汤　肺与大肠并治法《俞氏经验方》

瓜蒌仁六钱，杵　小枳实钱半　生川军二钱　仙半夏三钱　小川连八分　风化硝钱半

犀连承气汤　心与小肠并治法《俞氏经验方》

犀角汁两瓢，冲　小川连八分　小枳实钱半　鲜生地汁六瓢，冲　生锦纹三钱　真金汁一两，冲

白虎承气汤　清下胃腑结热法《俞氏经验方》

生石膏八钱，研　生锦纹三钱　生甘草八分　白知母四

钱　元明粉二钱　陈仓米三钱，荷叶包

桃仁承气汤　急下肠中瘀热法　《俞氏经验方》

光桃仁三钱，勿研　五灵脂二钱，包　生蒲黄钱半　鲜生地八钱　生川军二钱，酒洗　元明粉一钱　生甘草六分　犀角汁四匙，冲

解毒承气汤　峻下三焦毒火法　《俞氏经验方》

银花三钱　生山栀三钱　小川连一钱　生川柏一钱　青连翘三钱　青子芩二钱　小枳实二钱　生锦纹三钱　西瓜硝五分　金汁一两，冲　白头颈蚯蚓两支

先用雪水六碗，煮生绿豆二两，滚取清汁，代水煎药。

养荣承气汤　润燥兼下结热法　《俞氏经验方》载吴又可《瘟疫论》

鲜生地一两　生白芍二钱　小枳实钱半　真川朴五分　油当归三钱　白知母三钱　生锦纹一钱

厚朴七物汤　攻里兼解表法　《俞氏经验方》载《金匮要略》

薄川朴二钱　生锦纹一钱，酒浸　鲜生姜一钱　大红枣四枚　小枳实钱半　川桂枝八分　清炙甘草六分

柴芩清膈煎　攻里兼和解法　《俞氏经验方》

川柴胡八分　生锦纹钱半，酒浸　生枳壳钱半　焦山栀三钱　青子芩钱半　苏薄荷钱半　苦桔梗一钱　青连翘二钱　生甘

草六分　鲜淡竹叶三十六片

六磨饮子　下气通便法　《俞氏经验方》

上沉香一钱　尖槟榔一钱　小枳实一钱　广木香一钱　台乌药一钱　生锦纹一钱

用开水将原支各磨汁两匙，仍和开水一汤碗服。

枳实导滞汤　下滞通便法　《俞氏经验方》

小枳实二钱　生锦纹钱半，酒洗　净楂仁三钱　尖槟榔钱半　薄川朴钱半

小川连六分　六和曲三钱　青连翘三钱　老紫草三钱　细木通八分　生甘草五分

枳实导滞丸　缓下食滞法　方载李明之《脾胃论》

小枳实五钱　六神曲五钱　青子芩三钱　赤苓三钱　生晒术三钱　制锦纹一两　小川连三钱　泽泻二钱

加味凉膈煎　下痰通便法　《俞氏经验方》

风化硝一钱　煨甘遂八分　葶苈子钱半　苏薄荷钱半　生锦纹一钱，酒洗　白芥子八分　片黄芩钱半　焦山栀三钱　青连翘钱半　小枳实钱半　鲜竹沥两瓢，冲　生姜汁两滴，冲

陶氏黄龙汤　攻补兼施法　《俞氏经验方》载《陶氏六书》

生锦纹钱半，酒浸　真川朴六分　吉林参钱半，另煎，冲　清炙草八分　元明粉一钱　小枳实八分，蜜炙　白归身二钱　大红枣二枚

五仁橘皮汤 滑肠通便法 《俞氏经验方》

甜杏仁三钱，研细 松子仁三钱 郁李净仁四钱 原桃仁二钱，杵 柏子仁二钱，杵 广橘皮钱半，蜜炙

蠲饮万灵汤 急下停饮法 《俞氏经验方》

芫花五分，酒炒 煨甘遂八分 姜半夏六钱 浙茯苓八钱 大戟一钱，酒炒 大黑枣十枚 炒广皮三钱 鲜生姜二钱

张氏济川煎 增液润肠兼调气法 《俞氏经验方》载《景岳全书》

淡苁蓉四钱 淮牛膝二钱，生 升麻五分，蜜炙 油当归三钱 泽泻钱半 枳壳七分，蜜炙

礞石滚痰丸 峻攻痰火法 方载王隐君《养生主论》

青礞石一两，火硝煅研 沉香五钱 川锦纹八两，酒蒸 青子芩八两，酒洗

控涎丹 峻攻痰涎法 方载《丹溪心法》

白芥子一两 煨甘遂一两 红芽大戟一两
生姜汁糊丸。

代抵当丸 峻攻瘀热法 方载《王氏准绳》

生川军四两，酒炒 炒川甲一两 元明粉一两 归尾一两 光桃仁三十枚 蓬莪术一两，醋炒 紫猺桂三钱 细生地一两

当归龙荟丸　峻泻肝火法　方载《丹溪心法》

龙胆草一两　当归一两　小川连一两　川黄柏一两　芦荟五钱　广木香钱半　青子芩一两　生山栀一两　生川军五钱　青黛五钱　麝香五分

椒梅丸　缓攻虫积法　方载《张氏医通》

炒川椒三钱　乌梅肉一钱　小川连一钱

饴糖为丸。

雪羹合更衣丸　肝与小肠并治法　《俞氏经验方》

淡海蛇四两　大荸六个　更衣丸钱半

或吞服，或包煎。

龙胆泻肝汤

龙胆草八分　生山栀钱半　青子芩二钱　银胡一钱　鲜生地五钱　车前子钱半　生甘草八分　归须八分　泽泻钱半　细木通八分

凉膈散

青子芩二钱　生山栀二钱　苏薄荷二钱　连翘二钱　生锦纹三钱　生甘草一钱　鲜竹叶三十片

先用元明粉三钱，提净白蜜一两，煎汤代水。

陆氏润字丸

酒炒锦纹一两　制半夏　前胡　山楂肉　天花粉　广陈

皮　白术　枳实　槟榔各一钱二分五厘

每药须略炒，或晒干为末。姜汁打，神曲为丸，如梧子大，每服二三钱。

神芎导水丸

生锦纹二两　青子芩二两　炒黑丑四两　飞滑石四两　小川连五钱　苏薄荷五钱　川芎五钱

导赤散

生地　木通　甘草梢各等份，或加淡竹叶

三黄汤

黄连酒煮　黄芩酒炒　大黄酒浸，各等份

《千金》生地黄汤

生地黄汁　枸杞子汁各二升半　生姜汁　真酥各半升　荆沥　竹沥各二升　天门冬　人参各四两　茯苓三两　大黄　栀子各二两

朴黄丸

真川朴十二两　广陈皮十二两　制锦纹一斤四两　广木香四两

上用荷叶水泛为丸，如绿豆大，每服三钱。

参黄汤

别直参钱半　生锦纹钱半

和解之剂四

桂枝汤

桂枝三两，去皮　芍药三两　甘草二两，炙　生姜三两，切　大枣十二枚，擘

桂枝甘草汤

桂枝四两，去皮　甘草二两，炙

芍药甘草汤

芍药四两　甘草四两，炙

桂枝加桂汤

桂枝五两，去皮　白芍三两　甘草二两，炙　生姜一两　大枣十二枚，擘

桂枝加芍药汤

芍药六两　桂枝三两，去皮　甘草二两　生姜三两，切　大枣十二枚，擘

桂枝加芍药生姜人参新加汤

桂枝三两，去皮　芍药四两　生姜四两，切　甘草二两，炙　人参三两　大枣十二枚，擘

桂枝加葛根汤

葛根四两　桂枝二两，去皮　芍药二两　甘草二两，炙　生姜三两，切　大枣十二枚，擘

桂枝加附子汤

桂枝三两，去皮　芍药三两　甘草二两，炙　生姜三两，切　大枣十二枚，擘　附子一枚，炮，去皮

桂枝去桂加茯苓白术汤

芍药三两　甘草三两，炙　生姜三两，切　大枣十二枚，擘　茯苓三两　白术三两

桂枝去芍药汤

桂枝三两，去皮　甘草二两，炙　生姜二两，切　大枣十二枚，擘

茯苓甘草汤

茯苓二两　桂枝二两，去皮　生姜二两，切　甘草一两，炙

茯苓桂枝甘草大枣汤

茯苓八两　桂枝四两，去皮　甘草二两，炙　大枣十五枚，擘

苓桂术甘汤

茯苓四两　桂枝三两，去皮　白术三两　甘草二两，炙

小建中汤

芍药六两　甘草三两　桂枝三两，去皮　生姜二两，切　大枣十二枚，擘　胶饴一升

桂枝去芍药加蜀漆龙骨牡蛎救逆汤

桂枝三两，去皮　甘草二两，炙　生姜三两，切　大枣十二枚，擘　蜀漆三两，洗去腥　牡蛎五两，熬　龙骨四两

桂枝甘草龙骨牡蛎汤

桂枝一两，去皮　甘草二两　牡蛎二两，熬　龙骨二两

甘草汤

甘草二两

桔梗汤

桔梗一两　甘草二两

半夏散及汤

半夏洗　桂枝去皮　甘草炙，各等份

苦酒汤

半夏洗，破如枣核大，十四枚　鸡子一枚，去黄内上苦酒，着鸡子壳中

小柴胡汤

柴胡八两　黄芩三两　人参三两　大枣十二枚，擘　甘草三两　半夏八两，洗　生姜三两，切

柴胡桂枝汤

柴胡四两　黄芩一两五钱　人参一两五钱　半夏二合半，洗　甘草二两，炙　桂枝一两五钱，去皮　白芍一两五钱　生姜一两五钱，切　大枣六枚，擘

柴胡桂枝干姜汤

柴胡八两　桂枝二两，去皮　干姜二两　黄芩三两　瓜蒌根四两　牡蛎二两，熬　甘草二两，炙

柴胡加龙骨牡蛎汤

柴胡四两　大黄二两　人参一两五钱　半夏二合，洗　生姜一两五钱，切　大枣六枚，擘　龙骨一两五钱　牡蛎一两五钱，熬　桂枝一两五钱，去皮　铅丹一两五钱　黄芩一两五钱　茯苓一两半，一方无黄芩

生姜泻心汤

生姜四两，切　干姜一两　半夏半升，洗　黄芩三两　黄连一两　人参三两　甘草三两　大枣十二枚，擘

甘草泻心汤

甘草四两　干姜三两　大枣十二枚，擘　半夏半升，洗　黄芩

三两　黄连一两

附子泻心汤

附子一枚，炮，去皮　黄芩一两　黄连一两　大黄二两

半夏泻心汤

半夏半升，洗　黄芩三两　黄连一两　人参三两　甘草三两，炙　干姜三两　大枣十二枚，擘

栀子干姜汤

栀子十四枚，擘　干姜二两

黄芩汤

黄芩三两　芍药二两　甘草二两，炙　大枣十二枚，擘

黄芩加半夏生姜汤

黄芩三两　芍药二两　甘草二两　大枣十二枚，擘　半夏半升，洗　生姜三两

黄芩人参汤

黄芩二两　人参二两　桂枝二两，去皮　干姜一两　半夏半升，洗　大枣十二枚，擘

干姜黄连黄芩人参汤

干姜三两　黄连三两　黄芩三两　人参三两

黄连汤

黄连三两　桂枝二两，去皮　甘草三两，炙　干姜三两　人参二两　半夏半升　大枣十二枚

达原饮

黄芩一钱　白芍一钱　知母三钱　槟榔二钱　厚朴一钱　草果五分　甘草五分

厚朴生姜半夏甘草人参汤

厚朴八两，去皮，炙　生姜八两，切　半夏半升，洗　人参一两　甘草二两，炙

旋覆代赭石汤

旋覆花三两，包　代赭石一两　生姜五两，切　大枣十二枚，擘　人参二两　半夏半升，洗　甘草三两

赤石脂禹余粮汤

赤石脂一斤，研　禹余粮一斤，研

芍药甘草附子汤

芍药三两　甘草三两　附子一枚，炮，去皮

人中黄丸

大黄三两　黄芩一两　黄连一两　人中黄二两　苍术二两　桔梗二两　滑石二两　人参一两　防风七钱　香附七钱

用神曲糊为丸。

当归四逆汤

当归三两　桂枝三两　白芍三两　细辛三两　大枣二十五枚，擘　甘草二两，炙　通草二两

当归四逆加吴茱萸生姜汤

当归三两　桂枝三两　芍药三两　细辛三两　甘草二两，炙　木通二两　大枣二十五枚，擘　吴茱萸二两　生姜八两，切

乌梅丸

乌梅三百个　人参六两　当归四两　黄连一斤　黄柏六两　桂枝六两　干姜十两　蜀椒四两，炒去汗　附子八两，炮　细辛六两

烧裩散

取妇人中裈近隐处，剪烧灰，以水和服方寸匕。妇人病，取男子裤裆烧灰。

柴胡枳桔汤　轻剂和解表里法　《俞氏经验方》

柴胡一钱至钱半　枳壳钱半　姜半夏钱半　鲜生姜一钱　子芩一钱至钱半　桔梗一钱　新会皮钱半　雨前茶一钱

柴芩双解汤　重剂和解表里法　《俞氏经验方》

柴胡钱半　生葛根一钱　羌活八分　知母二钱　条芩钱半　清炙草六分　生石膏四钱　防风一钱　猪苓钱半　白蔻末六分，冲

柴胡达原饮 和解三焦法 《俞氏经验方》

柴胡钱半 生枳壳钱半 川朴钱半 青皮钱半 黄芩钱半 苦桔梗一钱 清炙草七分 草果六分 槟榔二钱 荷叶梗五寸

蒿芩清胆汤 和解胆经法 《俞氏经验方》

青蒿脑钱半至二钱 淡竹茹三钱 仙半夏钱半 赤茯苓三钱 青子芩钱半至三钱 生枳壳钱半 陈广皮钱半 碧玉散三钱，包煎

柴胡桂姜汤 和解偏重温通法 《俞氏经验方》载《金匮要略》

柴胡二钱至三钱 桂枝钱半 干姜钱半 清炙草一钱 花粉三钱至四钱 生牡蛎二钱 黄芩一钱

阴阳水四碗，分二次煎。

柴平汤 和解偏重温燥法 《俞氏经验方》

川柴胡一钱 姜半夏钱半 川朴钱半 清炙草五分 赤苓三钱 制苍术一钱 炒黄芩一钱 广皮钱半 鲜生姜一钱

新加木贼煎 和解偏重清泄法 《俞氏经验方》

木贼草钱半 淡香豉三钱 冬桑叶二钱 制香附二钱 鲜葱白三枚 焦山栀三钱 粉丹皮二钱 夏枯草三钱 清炙草五分 鲜荷梗五寸

柴胡白虎汤 和解偏重轻降法 《俞氏经验方》

柴胡一钱 生石膏八钱 天花粉三钱 生粳米三钱 子芩钱

半　知母四钱　生甘草八分　鲜荷叶一角，包粳米

柴胡陷胸汤　和解兼开降法《俞氏经验方》

柴胡一钱　姜半夏三钱　小川连八分　苦桔梗一钱　黄芩钱半　瓜蒌仁五钱　小枳实钱半　生姜汁四滴，冲

柴胡四物汤　和解兼补血法《俞氏经验方》

柴胡八分　仙半夏一钱　归身一钱　白芍药二钱　条芩八分　清炙草六分　生地钱半　川芎七分

加减小柴胡汤　和解兼通瘀法《俞氏经验方》

鳖血柴胡一钱　光桃仁三钱　归尾钱半　粉丹皮二钱　酒炒黄芩一钱　杜红花一钱　生地二钱　益元散三钱，包

柴胡羚角汤　和解偏重破结法《俞氏经验方》

鳖血柴胡二钱　归尾二钱　杜红花一钱　碧玉散三钱，包　羚羊片三钱，包煎　桃仁九粒　小青皮钱半　炒川甲一钱　吉林大参一钱　生锦纹三钱，醋炒

临服调入牛黄膏一钱。

附牛黄膏方　凉透血络芳香开窍法　方出《刘河间六书》

西牛黄二钱　广郁金三钱　丹皮三钱　梅冰一钱　飞辰砂三钱　生甘草一钱

上药研至极细，用汤药频频调下。

藿香左金汤

杜藿香三钱　吴茱萸二分　小川连六分　广皮二钱　姜半夏钱半　炒枳壳钱半　炒车前钱半　赤苓三钱　六一散四钱　细木通一钱　建泽泻二钱　猪苓钱半

先用淡竹茹五钱，炒香，鲜枇杷叶一两，井水、河水合煎。

蚕矢汤

晚蚕沙五钱　生苡仁四钱　大豆卷四钱　通草一钱　陈木瓜三钱　仙半夏一钱　焦山栀钱半　黄芩一钱　小川连二钱，吴茱萸三钱，炒

地浆水，或阴阳水煎。

燃照汤

飞滑石四钱　真川朴一钱　焦山栀二钱　黄芩钱半　制半夏一钱　淡香豉三钱　省头草钱半

水煎，去滓，研冲白蔻仁八分，温服。苔腻而厚浊者，去白蔻仁，加草果仁一钱。

六和汤

香薷二钱　人参一钱　茯苓一钱　炙甘草一钱　扁豆一钱　制厚朴一钱　木瓜一钱　杏仁一钱　半夏一钱　藿香六分　砂仁六分，研　生姜三片　大枣一枚

连朴饮

制厚朴二钱　川连一钱，姜汁炒　石菖蒲一钱　制半夏一

钱　炒香豉三钱　焦山栀三钱　芦根二两

藿朴夏苓汤

杜藿香二钱　真川朴一钱　姜半夏钱半　赤苓三钱　光杏仁三钱　生苡仁四钱　白蔻末六分　猪苓钱半　淡香豉三钱　建泽泻钱半

茵陈胃苓汤

杜苍术一钱　真川朴一钱　炒广皮钱半　浙苓三钱　生晒术钱半　川桂枝五分　建泽泻钱半　猪苓钱半　炙甘草五分

先用西茵陈八钱，煎汤代水。

茵陈五苓散

西茵陈三钱　生晒术钱半　川桂枝六分　浙苓三钱　建泽泻二钱　猪苓二钱

黄连泻心汤

川连一钱　青子芩二钱　黑炮姜五分　炙甘草五分　潞党参一钱　大红枣二枚　仙半夏一钱

陶氏逍遥汤

潞党参钱半　白归身三钱　细生地三钱　知母钱半　烧裩散一钱　生甘草梢一钱　细木通一钱　滑石三钱　两头尖一钱　韭菜根一钱　小青皮八分

黄连解毒汤

川连二钱　青子芩钱半　焦山栀钱半　川黄柏钱半

猳鼠矢散

韭菜根一大把　猳鼠矢十四粒，一名两头尖

桂苓甘露饮

桂枝五钱　白术五钱　猪苓五钱　茯苓一两　泽泻一两　寒水石二两　石膏二两　甘草二两　滑石四两

温胆汤

茯苓七钱　半夏一两　广皮一两五钱　甘草四钱，炙　竹茹一两　枳实一两

每服四五钱，加生姜七片，大枣一枚，水一盅半，煎七分。

新加酒沥汤　滋阴调气法《俞氏经验方》从张石顽酒沥汤加味

细生地四钱　白归身钱半　广橘白八分　苏薄荷三分　生白芍三钱　清炙草六分　川柴胡四分，蜜炙　玫瑰花三朵，冲　陈绍酒二匙，分冲　淡竹沥两瓢，与酒和匀，同冲

炙甘草汤　一名复脉汤

甘草四两，炙　桂枝三两，去皮　人参二两　麻子仁半升　生地一斤　阿胶二两　麦冬半升　生姜三两，切　大枣十二枚，擘

开透之剂五

二陈汤

半夏二钱，姜矾制　陈皮一钱，去白　茯苓一钱　甘草五分

伐木丸

制苍术一斤　黄酒曲二两，同苍术炒赤色　皂矾半斤，醋拌晒干，入阳城罐火煅

醋糊丸梧子大，每服三四十丸，好酒米汤任下。

除疸丸

矮硫黄三两　净青矾一两

两味研细，水泛为丸，姜半夏粉一两为衣，每服一钱或钱半。

星香导痰丸

制南星三两　生香附三两，皂角水浸　法半夏三两　广橘红五两

姜汁糊丸。

牛黄清心丸

西牛黄三钱　羚羊角三钱　犀角五钱　浙茯苓三钱　生于术三钱　桂枝尖三钱　归须三钱　炙甘草三钱　麝香二钱　雄黄二钱　潞党参五钱　梅冰钱半

蜜丸，分作五十丸，金箔为衣，外用蜡护。

万氏牛黄丸

川连五钱　黄芩三钱　焦山栀三钱　辰砂钱半　广郁金三钱　西牛黄三分

纯阳正气丸

杜藿香一两　紫苏叶一两　生茅术一两　生于术一两　白茯苓一两　姜半夏一两　广皮一两　上官桂一两　公丁香一两　青木香一两　紫降香五钱

水法为丸，如粟米大，外加红灵丹一两为衣。

至宝丹

乌犀角一两　生玳瑁一两　琥珀一两　镜面朱砂一两，研飞　雄黄一两，研飞　西牛黄五钱　龙胆一钱，研　麝香一钱，研　安息香一两五钱，酒研飞净一两，熬膏　金箔五十片　银箔五十片

先将犀、玳为细末，入余药，研匀，将安息香膏重汤煮，凝成后入诸药中，丸如梧子大，蜡护。

太乙紫金丹

山慈菇二两　川文蛤二两　红芽大戟一两五钱　白檀香一两五钱　安息香一两五钱　苏合香油一两五钱　千金霜一两　明雄黄五钱　琥珀五钱　梅冰三钱　当门子三钱

各研细，和匀再研，浓糯米饮杵丸，绿豆大，外以金箔为衣。

厥症返魂丹

真麝香二钱五分　生玳瑁二钱五分　雄黄精二钱五分　飞辰砂二钱五分

上药同研如粉，于磁器中，熔安息香和丸，如绿豆大，每服五丸。

飞龙夺命丹

朱砂二两，飞净　明雄黄一两，飞净　灯心炭一两　人中白八钱，漂煅　明矾五钱　青黛五钱　梅冰四钱　麻黄四钱，去节　真珠三钱　牙皂三钱　当门子三钱　蓬砂三钱　西牛黄二钱　杜蟾酥一钱五分　火硝一钱五分

各研极细，再合研匀，以少许吹鼻取嚏，重者再用凉开水调服一分。

绛雪丹　一名八宝红灵丹

朱砂一两　牙硝一两　明雄黄六钱，飞净　蓬砂六钱　礞石四钱，煅　梅片三钱　当门子三钱　飞真金五十片

各研极细，再研匀，每一分凉开水送下。

瓜霜紫雪丹

白犀角五钱　羚羊角五钱　青木香五钱　上沉香五钱　寒水石五两　石膏五两　灵磁石五两　飞滑石五两　元参一两六钱　升麻一两六钱　飞朱砂五钱　生甘草八钱　公丁香二钱　麝香一钱二分　金箔一两　西瓜硝八钱　冰片三钱

制法照《局方》紫雪。

叶氏神犀丹

白犀角六两，磨汁　鲜石菖蒲六两，捣汁　鲜银花一斤，捣汁　鲜生地二斤半，捣汁　青连翘十两　人中黄四两　飞青黛九两　青子芩六两　淡香豉八两　元参七两　老紫草四两　天花粉四两

各药生晒研细，切勿见火，以各汁和捣为丸，切勿加蜜。如难丸，可将香豉煮烂，每丹重三钱，凉开水调服。

灵宝妙应丹

真西黄三钱　荜拨三钱　上劈砂三两，水飞　腰黄一两八钱，水飞　蓬砂一两八钱　火硝六钱，提净　当门子九钱　梅冰九钱

各药研细，和匀再研，入磁瓶紧收，用凉水调服少许，或纳脐中炙之。

武侯行军散

西牛黄五钱　当门子五钱　真珠五钱　梅冰五钱　蓬砂五钱　明雄黄八钱　火硝五分　飞金二十页

各药研细，和匀，再研，入瓷瓶封收，每二三分，凉开水调下。

霹雳散

附子三两，甘草汤煎去毒　吴茱萸三两　丝瓜络五两　陈伏龙肝二两　木瓜一两五钱　丁香一两

六味共研细末，分作十九服，外以醋半杯，盐一钱五分，藕肉一两五钱，煎滚，瓦上炙存性，每服加三厘，每病止，须

用半服，参汤下。

五香感应散　一名回阳急救散

生香附一两八钱，或用吴萸　母丁香一两二钱　上桂心八钱　倭硫黄五钱　当门子四钱

共研极细，瓷瓶密收，取二三分，安脐中，以膏药封之，一时即效。

沉香百消曲

五灵脂一斤　制香附一斤　黑丑二两　白丑二两　上沉香一两

制法，仿六神曲，每块一钱。

炼雄丹

极明雄黄一分，研极细　提净牙硝六分，研细

二味同研，匀入铜勺内，文火熔化，拨匀，俟如水时，急滤清入于碗内，粗渣不用，凝定后装藏入瓶，用时以木通一钱，通草三钱，腊雪水一碗，煎汁去滓，再入腊雪水九碗，与药汁和匀，每次用药水一碗，磨入犀角汁三分，挑入炼雄三厘，能于三日内，服尽十碗药水，必有清痰吐出数碗而愈。此丹灶家秘法也。

旋枢廓清饮

飞滑石五钱，荷叶包　淡黄芩八分，酒炒　鲜石菖蒲根一钱　焦枳实一钱　真川连八分，吴茱萸二分炒　白茯苓四钱，带皮　猪苓二钱　香豆豉三钱，葱白三茎拌抄　黑栀皮一钱半，姜汁

炒 建兰花三钱 绿萼梅花一钱

阴阳水煎服。

加减法：无汗，加薄荷八分；溺闭，加木通一钱；热甚，加连翘钱半；湿盛，加茵陈三钱；夹食，加鲜莱菔汁一杯。

圣济解悬丹

镜面朱砂一两，飞净 明雄黄六钱，飞净 青黛六钱，飞净 细牙皂四钱 明矾四钱，飞净 西月石三钱 净牙硝三钱 杜蟾酥二钱 人中白六钱，漂净，以五灵脂一两六钱，煎极浓汁，滤清，将净汁装入人中白内，随晒随装汁 麻黄四钱，去节 吗啡三钱

各研细末，逐味秤准，和匀再研，以研至无声为度。入后药。

西牛黄三钱 真珠粉三钱

二味入前药内和匀，再研极匀，入后药。

当门子五钱 头梅片五钱 安息香三钱，如难得，以真伽南香代之

入前药，和匀再研，以极匀为度。用飞金三百张，搅令极匀，装磁瓶内俟用。

展轮四维饮

金银花三钱 紫花地丁三钱 丹皮二钱 鲜石菖蒲根八分 川连八分，吴茱萸二分炒 晚蚕沙五钱，包煎 五灵脂二钱，炒令烟尽 连翘二钱 飞滑石三钱，荷叶包 白茯苓五钱 生苡仁六钱 丝瓜藤一两 嫩桑枝一两

地浆水煎。取二瓯，冲入阿芙蓉膏一二分。

《千金》鼠矢汤

两头尖五钱　大豆卷四钱　川连八分，吴茱萸二分，炒　仙半夏一钱　淡黄芩八分，酒炒　飞滑石五钱　带皮茯苓三钱　猪苓二钱　黑山栀钱半，姜汁炒　晚蚕沙五钱　黄郁金一钱　紫降香五分

地浆水煎服。掘干净地，作坎深三尺，以新汲井水沃入，搅之，澄清取用。

昌阳泻心汤

鲜石菖蒲一钱　旋覆花三钱，包　淡黄芩一钱，酒炒　仙半夏一钱　川连六分，姜汁炒　苏梗八分　川朴八分　鲜竹茹三钱　枇杷叶三片，去毛　芦尖八钱

急火煎，徐徐温服。

甘露消毒丹

飞滑石十五两　绵茵陈十一两　淡黄芩十两　石菖蒲六两　川贝母五两　木通五两　藿香四两　射干四两　连翘四两　薄荷四两　白豆蔻四两

各药研细末，用生料晒燥，神曲糊丸。

清热之剂六

白虎汤

石膏一斤，碎　知母六两　甘草二两，炙　粳米六合

白虎加人参汤

石膏一斤，碎　知母六两　甘草二两，炙　粳米六合　人参三两

竹叶石膏汤

竹叶二把　石膏一斤　麦门冬一升，去心　人参三两　半夏半升，洗　甘草二两，炙　粳米半升

葛根黄芩黄连汤

葛根八两　甘草二两　黄芩三两　黄连三两

栀子柏皮汤

栀子十五个，擘　甘草一两，炙　黄柏二两

白头翁汤

白头翁二两　秦皮三两　黄连三两　黄柏皮三两

文蛤散

文蛤五两

研为散。

大黄黄连泻心汤

大黄二两　黄连一两

茵陈蒿汤

茵陈蒿六两　栀子十四枚　大黄三两，去皮

猪肤汤

猪肤一斤，用白皮去其内肥，刮令如纸薄

以水一斗，煮取五升，去滓，加白蜜一升，白粉五合，熬香，和令相得，温分六服。

玳瑁郁金　清宣包络痰火法　《俞氏经验方》

生玳瑁一钱，研　生山栀三钱　细木通一钱　淡竹沥两瓢，冲　广郁金三钱，生打　青连翘二钱，带心　粉丹皮二钱　生姜汁两滴，冲　鲜石菖蒲汁两小匙，冲　紫金片三分，开水烊冲

先用鸡菰根二两，鲜卷心竹叶四十支，灯芯两小帚，用水六碗，煎成四碗，取清汤，分作二次煎药。

三汁宁络饮　开窍透络兼解火毒法　何秀山经验方

白颈活地龙四条，水洗净，入砂盆内，研如水泥，滤取清汁

更用龙脑、西黄、辰砂各一分，研匀，生姜汁半小匙，鲜薄荷汁二小匙，用井水半杯，调三汁及脑、黄、辰砂三味。如嫌西黄价昂，以九制胆星八分代之，亦验。

犀地清络饮　清宣包络瘀热法　《俞氏经验方》

犀角汁四匙，冲　粉丹皮二钱　青连翘钱半，带心　淡竹沥二瓢，冲　鲜生地八钱　生赤芍钱半　原桃仁九粒，去皮　生姜汁二滴，冲　鲜石菖蒲汁两匙，冲

先用鲜茅根一两，灯芯五分，煎汤代水。

犀羚三汁饮　清宣包络痰瘀法《俞氏经验方》

犀角尖一钱　带心连翘二钱　东白薇三钱　皂角刺三分　羚角片钱半　广郁金三钱，杵　天竺黄三钱，老式　粉丹皮钱半　淡竹沥两瓢，冲　鲜石菖蒲汁两匙，冲　生藕汁两瓢，冲

先用犀、羚二角，鲜茅根五十支，灯芯五分，活水芦笋一两，煎汤代水，临服调入至宝丹四丸，和匀化下。

连翘栀豉汤　清宣包络气机法《俞氏经验方》

青连翘二钱　淡香豉三钱，炒香　生枳壳八分　苦桔梗八分　焦山栀三钱　辛夷净仁三分，捣　广郁金三钱　广橘络一钱　白蔻末四分，作二次冲

五汁一枝煎　清润心包血液法《俞氏经验方》

鲜生地汁四大瓢　鲜茅根汁两大瓢　鲜藕汁两大瓢　鲜淡竹沥两大瓢　鲜生姜汁两滴　紫苏旁枝二钱，切寸

先将紫苏旁枝煎十余沸，取清汤，盛盖碗中，和入五汁，重汤炖，温服。

增减黄连泻心汤　清泄包络心经实火法　俞氏经验从仲景方加减

川连八分　青子芩钱半　飞滑石六钱　淡竹沥两瓢　小枳实钱半　仙半夏钱半　生苡仁五钱　生姜汁两滴，冲

先用冬瓜子一两，丝通草二钱，灯芯五分，煎汤代水，鲜石菖蒲叶钱半，搓熟生冲。

导赤清心汤 清降包络心经虚热法 俞氏经验从导赤泻心汤加减

鲜生地六钱 辰茯神二钱 细木通五分 原麦冬一钱，辰砂染 粉丹皮二钱 益元散三钱，包煎 淡竹叶钱半 莲子心三十支，冲 辰砂染灯芯廿支 莹白童便一杯，冲

清肝达郁汤 清疏肝郁法 《俞氏经验方》从加味逍遥散加减

焦山栀三钱 生白芍钱半 归须一钱 柴胡四分 粉丹皮二钱 清炙草六分 广橘白一钱 苏薄荷四分，研冲 滁菊花钱半 鲜橘叶五片，剪碎

增减旋覆代赭汤 清降肝逆法 俞氏经验从仲景方加减

旋覆花三钱，包煎 吴茱萸一分，炒 川连六分 制香附二钱 代赭石三钱，杵 仙半夏钱半 新会皮钱半 沉香汁二匙，冲

先用鲜刮淡竹茹四钱，鲜枇杷叶一两，去毛筋，煎汤代水。

连茹绛覆汤 清通肝络法 俞氏经验从仲景方加味

川连四分，醋炒 真新绛钱半 玫瑰花三朵 炒丝瓜络三钱 淡竹茹三钱 旋覆花三钱，包煎 青葱管三寸 广郁金汁四匙，冲

龙胆泻肝汤 凉泻肝火法 俞氏经验载《和济局方》

龙胆草一钱 生山栀三钱 鲜生地五钱 柴胡五分 青子芩二钱 细木通八分 生甘草梢八分 归须一钱 车前子二钱，

炒　泽泻钱半　夏枯草三钱　鲜菊叶十片

羚角钩藤汤　凉熄肝风法《俞氏经验方》

羚角片钱半，先煎　霜桑叶二钱　京川贝四钱，去心　鲜生地五钱　双钩藤三钱，后入　滁菊花三钱　茯神木三钱　生白芍三钱　生甘草八分　淡竹茹五钱，鲜刮，与羚角先煎代水

连梅安蛔汤　清肝安蛔法《俞氏经验方》

胡连一钱　炒川椒十粒　白雷丸三钱　乌梅肉两枚　生川柏八分　尖槟榔二枚，磨汁冲

芩连二陈汤　清肝和胃法《俞氏经验方》

青子芩二钱　仙半夏钱半　淡竹茹二钱　赤茯苓三钱　小川连八分　新会皮钱半　小枳实钱半　碧玉散三钱，包煎　生姜汁两滴，冲　淡竹沥两瓢，冲

加味白头翁汤　清肝坚肠法《俞氏经验方》

白头翁三钱　生川柏五分　青子芩二钱　鲜管仲五钱　小川连八分，醋炒　北秦皮八分，醋炒　生白芍三钱　鲜茉莉花十朵，冲

香连治中汤　清肝健脾法《俞氏经验方》

广木香八分　潞党参二钱，米炒　黑炮姜三分　炒广皮一钱　小川连六分，醋炒　生冬术钱半　清炙草五分　小青皮六分

龟柏地黄汤　清肝益肾法《俞氏经验方》

生龟板四钱，杵　生白芍三钱　大熟地五钱，砂仁三分拌

捣 生川柏六分，醋炒 粉丹皮钱半 萸肉一钱 淮山三钱，杵 辰茯神三钱 青盐陈皮八分

桑丹泻白汤 清肝保肺法 《俞氏经验方》

霜桑叶三钱 生桑皮四钱 淡竹茹二钱 清炙草六分 粉丹皮钱半，醋炒 地骨皮五钱 川贝母三钱，去心 生粳米三钱 金橘饼一枚，切碎 大蜜枣一枚

滋任益阴煎 清肝滋任法 俞氏经验从大补阴丸封髓丹配合

炙龟板四钱，杵 春砂仁三分 大熟地四钱 猪脊髓一条，洗切 生川柏六分，蜜炙 白知母二钱，盐水炒 炙甘草六分 白果十粒，盐炒

新加玉女煎 清肝镇冲法 《俞氏经验方》从景岳方加味

生石膏六钱，研 紫石英四钱，研 淮牛膝钱半 大熟地六钱，切丝 灵磁石四钱，研 东白薇四钱 石决明五钱，杵 原麦冬三钱，朱染 知母二钱，秋石一分化水炒 青盐陈皮一钱

先用熟地丝泡取清汤，先煎三石百余沸，代水煎药。

新加白虎汤 肃清胃肝辛凉心肺法 俞氏经验从景岳方加减

苏薄荷五分 生石膏八钱，研 鲜荷叶一角 陈仓米三钱 白知母四钱 益元散三钱，包 鲜竹叶三十片 嫩桑枝二尺，切

先用活水芦笋二两，灯芯五分，同石膏粉先煎代水。

黄连阿胶汤 苦甘咸寒法

黄连四钱 黄芩一钱 阿胶三钱 白芍一钱 鸡子黄二枚

先煮三物，去滓，内胶，烊尽，再纳鸡子黄，搅令相得。

阿胶鸡子黄汤 甘咸镇熄肝风法

真阿胶钱半 左牡蛎五钱 大生地四钱 白芍三钱 女贞子三钱 黄甘菊二钱 鸡子黄一枚 童便一钟

吴氏青蒿鳖甲汤 辛凉合甘寒法

青蒿二钱 鳖甲五钱 细生地四钱 知母二钱 丹皮三钱

青蒿鳖甲煎

即本方加桑叶、银胡、地骨皮三味。

叶氏加减复脉汤

炙甘草一钱 大生地钱半 真阿胶钱半 麦冬三钱 吉林参五分 生苡仁四钱 北沙参四钱 燕窝一钱 枇杷叶三钱，去毛，蜜炙 南枣两枚

咳血，加白及一钱；夜热，加地骨皮四钱；便溏、舌燥，去生地。

甘露饮

大生地三钱 霍石斛三钱 淡天冬钱半 麦冬二钱 生甘草八分 西茵陈一钱 青子芩一钱 枳壳八分 枇杷叶三钱

先用熟地六钱，切丝泡取汁两碗，代水煎药。

三甲散

鳖甲一钱，酥炙　龟甲一钱，酥炙　穿山甲五分，土炒　蝉蜕五分，洗净炙干　白僵蚕切，五分　牡蛎五分，煅　当归五分　白芍七分，酒炒　甘草三分　䗪虫三只，杵烂，和酒少许，取汁入药

清热渗湿汤

焦川柏钱半　制苍术一钱　小川连八分　泽泻钱半　生晒术一钱　淡竹叶钱半　生甘稍五分　赤苓三钱

黄连温胆汤

小川连八分　小枳实钱半　姜半夏钱半　赤苓三钱　新会皮钱半　生甘草五分　鲜刮淡竹茹五钱

加味芦根饮子

水芦根二两　鲜竹茹五钱　南花粉三钱　知母三钱　生粳米三钱，荷叶包　生姜皮五分

苇茎汤

苇茎二斤　薏苡仁半斤　瓜瓣半斤　桃仁五十枚，去皮尖

六一散　一名天水散

桂林腻白滑石六两，水飞　炙甘草一两

二味同研，细末为散，加辰砂少许，名益元散；加黄丹少许，名红玉散；加青黛少许，名碧玉散；加薄荷叶末少许，名鸡苏散。

犀地桑丹汤

白犀角八分　鲜生地八钱　冬桑叶三钱　丹皮二钱　生山栀三钱　青连翘三钱　老紫草三钱　子芩钱半　青蒿脑钱半　元参心二钱　滁菊花三钱　知母三钱

先用活水芦根二两，鲜茅根二两，嫩桑枝一两，鲜竹叶五十片，煎汤代水。

加味犀羚白虎汤

白犀角一钱　羚角片钱半　生石膏八钱　知母四钱　生甘草八分　陈仓米三钱，荷叶包　白颈蚯蚓三支　陈金汁一两，冲　甘蔗根汁一瓢，冲

犀羚二鲜汤

鲜生地一两　鲜沙参四钱　焦山栀三钱　象贝钱半　小川连一钱　甘中黄一钱　人中白五分　金汁一两　新银花三钱　青连翘三钱　苏马勃五分　元参三钱

先用白犀角一钱，羚羊片钱半，生石膏二两，煎汤代水。

资液救焚汤

白犀角一钱　鲜生地一两　元精石一钱　麦冬二钱　西洋参钱半　大麻仁三钱　生甘草八分　阿胶一钱　柏子仁二钱　紫石英三钱　西牛黄一分，调服

三甲复脉汤

生龟板六钱　生鳖甲五钱　生牡蛎六钱　生地四钱　真阿胶

钱半　炙甘草一钱　生白芍三钱　麦冬三钱　大麻仁三钱

俞氏清燥救肺汤

霜桑叶三钱　甜杏仁三钱　黑芝麻一钱　阿胶八分　西洋参一钱　生石膏二钱　生甘草八分　麦冬钱半　枇杷叶三钱，蜜炙

痰多，加瓜蒌仁四钱，岩制川贝三钱；血枯，加大生地三钱、白木耳五分；火旺生风，加犀角五分、羚角一钱。

岩制川贝

川贝母一斤

研细末，浸以竹沥三次，海粉汁二次，再加柿霜三两二钱。春冬加麻黄末一两六钱，夏秋加皂角刺一两六钱，研作成锭，每重一钱。

葛氏保和丸

甜杏仁三钱　生苡仁三钱　真阿胶八分　川贝三钱　天花粉二钱　炙百部钱半　淡天冬一钱　知母二钱　杜兜铃一钱　苏百合一钱　薄荷梗五分　麦冬二钱　款冬花三钱　炙甘草五分　甜桔梗五分　紫菀钱半　白归身五分　紫苏旁枝五分

加减法：血盛，加藕节五个、茅根一两，煎汤代水；痰盛，加瓜蒌仁四钱、淡竹沥一瓢；喘盛，加苏子八分、白前二钱；热盛，加生桑皮三钱、地骨皮五钱。

顾氏清金散

生桑皮三钱　地骨皮四钱　生甘草八分　麦冬二钱　苏百合三钱　款冬花三钱　生苡仁五钱　川贝三钱　生藕汁一杯，冲　清

童便一杯，冲

先用枇杷叶一两，去毛净，鲜茅根一两，煎汤代水。

犀角地黄汤

白犀角一钱　鲜生地一两　粉丹皮三钱　赤芍二钱

清营汤

犀角三钱　生地五钱　元参三钱　竹叶心一钱　麦冬三钱　丹参二钱　黄连二钱五分　银花三钱　带心连翘二钱

神犀饮

犀角尖八分，磨冲　鲜石菖蒲根一钱　鲜生地五钱　银花三钱　连翘二钱　丹皮二钱　益元散三钱，荷叶包　黄郁金一钱　香豉三钱，炒　金汁一杯，冲

地浆水煎。

清胃饮

金银花二钱　飞滑石三钱　茯苓三钱　连翘二钱　鲜石菖蒲根八分　焦枳实一钱　干石斛三钱　淡竹叶五十片　西瓜翠衣六钱　大腹皮三钱　晚蚕沙五钱，荷叶包

地浆水煎。

安中汤

白茯苓三钱　广陈皮一钱，米炒　猪苓二钱　飞滑石三钱　香豉二钱，炒　干石斛三钱　川连六分，吴茱萸二分炒　黑栀皮二钱，姜汁炒　西瓜翠衣五钱　淡竹茹五钱　枇杷叶五片，去毛

地浆水煎。

六一温胆汤

仙半夏一钱五分　陈皮一钱　茯苓三钱　焦枳实一钱　淡竹茹五钱　川连五分，吴茱萸二分炒　六一散四钱，荷叶包

玉露饮

羚羊一钱五分　桑叶二钱　制西洋参三钱　象贝二钱　薄荷六分　飞滑石三钱　金银花三钱　连翘一钱五分　元参三钱　淡竹沥八钱，微点姜汁冲　白僵蚕三钱　带心麦冬二钱　金汁一杯，冲

加味锡类散

西牛黄六分　真珠三分，研　胆矾二分　人中白二分　西瓜霜五分　川柏二分　飞青黛二分　月石二分　凤凰衣三分　壁钱二十个，用泥壁上者佳　吗啡一分　头梅三厘　人指甲五厘，焙酥

清瘟败毒散

生石膏六两　小生地六钱　乌犀六钱，磨冲　真川连四钱　栀子三钱　桔梗二钱　黄芩二钱　知母三钱　赤芍二钱　元参三钱　连翘三钱　甘草八分　丹皮二钱　鲜竹叶五十片

先煮石膏，数十沸后，下诸药。

磁朱丸

灵磁石二两，研，水飞　朱砂一两，水飞　神曲四两

炼蜜为丸。

祛寒之剂七

四逆汤

甘草二两，炙　干姜一两半　附子一枚，生用，去皮，切八片

人参四逆汤

人参一两　甘草二两，炙　干姜一两五钱　附子一枚，生用，去皮，切八片

茯苓四逆汤

茯苓六两　干姜一两五钱　附子一枚，生用　甘草二两，炙　人参一两

通脉四逆汤

甘草二两，炙　附子大者一枚，生用　干姜三两，强人可用四两

通脉四逆加猪胆汁汤

干姜三两，强人可用四两　甘草二两，炙　附子大者一枚，生用　猪胆汁四合

白通汤

葱白四茎　干姜一两　附子一枚，生用

白通加猪胆汁汤

人尿五合　猪胆汁一合　葱白四茎　干姜一两　附子一枚，生用

附子汤

附子二枚，生用，去皮　茯苓三两　白芍三两　人参二两　白术四两

术附汤

白术四两　附子三枚，炮去皮，破八片　甘草二两，炙　生姜二两，切　大枣十二枚，擘

桂枝附子汤

桂枝四两，去皮　熟附子三枚　甘草二两，炙　生姜三两，切　大枣十二枚，擘

甘草附子汤

甘草二两，炙　附子两枚　白术二两　桂枝四两，去皮

桂枝去芍药加附子汤

桂枝三两，去皮　甘草二两，炙　生姜三两，切　大枣十二枚，擘　附子一枚

甘草干姜汤

甘草四两，炙　干姜二两

干姜附子汤

干姜一两　附子一枚

理中圆及汤

人参三两　甘草三两，炙　白术三两　干姜三两

桂枝人参汤

桂枝四两　甘草四两，炙　人参三两　白术三两　干姜三两

吴茱萸汤

吴茱萸一升，洗　人参三两　生姜六两，切　大枣十二枚，擘

真武汤

茯苓三两　芍药三两　生姜三两，切　白术二两　附子一枚

桃花汤

赤石脂一斤，一半全用，一半筛末　干姜一两　粳米一升

藿香正气汤　温中化浊法　俞氏经验加减方

杜藿香三钱　川朴钱半　新会皮二钱　白芷二钱　嫩苏梗钱半　姜半夏三钱　浙苓皮四钱　春砂仁八分，冲

仁香汤　温中流气法《俞氏经验方》

白蔻仁六分，冲　杜藿香钱半　广木香六分　生香附钱半　春砂仁八分，冲　白檀香五分　母丁香四分　广陈皮钱半　生

甘草三分　淡竹茹三钱

神术汤　温中疏滞法《俞氏经验方》

杜藿香三钱　制苍术钱半　新会皮二钱，炒　炒楂肉四钱　春砂仁一钱，杵　川朴二钱　清炙草五分　焦六曲三钱

苓术二陈煎　温中利湿法《俞氏经验方》载景岳《新方八阵》

带皮苓四钱　淡干姜五分，炒黄　广皮二钱　泽泻钱半　生晒术一钱　姜半夏三钱　猪苓钱半　清炙草五分

大橘皮汤　温化湿热法《俞氏经验方》

广陈皮三钱　赤苓三钱　飞滑石四钱　槟榔汁四匙，冲　杜苍术一钱　猪苓二钱　泽泻钱半　官桂三分

桂枝橘皮汤　温调营卫法《俞氏经验方》

桂枝尖一钱，蜜炙　生白芍钱半　鲜生姜一钱　广陈皮钱半，炒　清炙草六分　大红枣二枚，去核

香砂理中汤　温健脾阳法《俞氏经验方》

广木香一钱　东洋参钱半　炒川姜一钱　春砂仁一钱　生晒术二钱，炒　清炙草八分

理阴煎　温理脾阴法《俞氏经验方》载景岳《新方八阵》

大熟地四钱，砂仁四分拌捣　归身二钱　干姜六分，炒黄　清炙草一钱

香砂二陈汤　温运胃阳法　《俞氏经验方》

白檀香五分　姜半夏三钱　浙茯苓三钱　春砂仁八分，杵　炒广皮二钱　清炙草五分

胃苓汤　温利胃湿法　《俞氏经验方》载景岳《古方八阵》

杜苍术钱半　炒广皮钱半　生晒术钱半　泽泻钱半　川朴二钱　带皮苓四钱　猪苓钱半　官桂四分

白术和中汤　温和脾胃法　《俞氏经验方》

生晒术钱半　新会皮钱半，炒　焦六曲三钱　佛手花五分　浙茯苓四钱　春砂仁一钱，杵　五谷虫三钱，漂炒　陈仓米三钱，荷叶包

加味小建中汤　温和肝脾法　《俞氏经验方》载喻氏《医门法律》

生白芍三钱　饴糖三钱　鲜生姜八分，蜜煨　广橘白络各一钱，炒　川桂枝一钱，蜜炙　清炙草八分　大红枣二枚，去核　春砂仁六分，研冲

神香圣术煎　热通脾肾法　《俞氏经验方》载景岳《新方八阵》

冬白术五钱，炒香　紫猺桂一钱　公丁香二分　川姜二钱，炒黄　广陈皮一钱，炒　白蔻仁六分

附子理中汤　热壮脾肾法《俞氏经验方》

黑附块五钱　别直参三钱　清炙草八分　川姜三钱，炒黄　冬白术三钱，炒　生姜汁一瓢，冲

平胃散

茅术五两，去皮，米泔浸　厚朴三两二钱，去皮，姜汁炒　陈皮三两二钱，去白　甘草二两，炙

为末，水一盏，姜一片，每服二钱，煎七分服。转筋者，加木瓜。本方加藿香、半夏，名金不换正气散。

缩脾饮

缩砂仁四两　乌梅肉四两　草果仁四两，煨　甘草四两，炙　干葛二两　白扁豆二两

每服四钱。

大顺散

甘草四两八钱　干姜六钱四分　杏仁六钱四分　桂心六钱四分

先将甘草同白沙（王晋三云：白沙即河沙）炒至八分黄熟，次入干姜，同炒令姜裂，次入杏仁，同炒，候不作声为度，筛去沙，与桂心同捣为散，每二钱，水煎服，或沸汤调服。如烦躁，井水调服。

来复丹

矮硫黄一两　硝石一两，同硫黄末微火炒　橘红二钱　青皮二钱，去白　五灵脂二两

为末，醋糊丸。

半硫丸

倭硫黄一两　姜半夏一两

为细末，蒸饼为丸。

小温中丸

白术二两　茯苓一两　陈皮一两　半夏汤泡去皮，一两　甘草三钱　神曲一两，炒　香附一两五钱　苦参五钱，炒　黄连五钱，炒　针砂一两五钱，醋炒红，研

上为末，醋、水各一盏，打神曲糊为丸，如桐子大，每服七八十丸。白术六钱，陈皮一钱，生姜一片，煎汤吞下。

绛矾丸

皂矾五钱，面裹烧红　杜苍术五钱　真川朴八钱　广皮六钱　焦甘草三钱

煮红枣肉为小丸，姜半夏粉为衣，每服钱半或二钱，一日二次，淡姜汤送下。

扁鹊玉壶丹

倭硫黄八两

如法制服。

参附汤

人参一两　淡附子五钱

安肾丸

鹿茸二钱　胡芦巴三钱　补骨脂三钱　韭子一钱　大茴香二钱　附子二钱茅术二钱　茯苓三钱　菟丝子三钱

大便溏者，加赤石脂；久病恶汤者，可用二十分作丸。

回阳救急汤　回阳生脉法《俞氏经验方》载陶节庵《伤寒六书》

黑附块三钱　紫瑶桂五分　别直参二钱　原麦冬三钱，辰砂拌　川姜二钱　姜半夏一钱　湖广术钱半　北五味三分　炒广皮八分　清炙草八分　真麝香三厘，冲

附姜白通汤　回阳通格法《俞氏经验方》载喻嘉言《医门法律》

川附子五钱　干姜四钱　葱白五茎，取汁冲　猪胆半枚，取汁冲

附姜归桂汤　回阳温营法《俞氏经验方》载喻氏《医门法律》

川附子二钱　川姜一钱　紫瑶桂八分　当归二钱　净白蜜两匙，冲

附姜归桂参甘汤　回阳兼补气血法《俞氏经验方》载喻氏《医门法律》

淡附片一钱　白归身钱半　老东参一钱　嫩闽姜六分　川姜八分　官桂六分　清炙草八分　大红枣二枚

正阳四逆汤 回阳攻毒法 《俞氏经验方》载陶氏《伤寒全生集》

生附子三钱 清炙草一钱 真麝香五厘，冲 川姜三钱，炮 皂荚炭八分 生姜汁两匙，冲

黑锡丹

黑锡三两，炒，结砂，研至无声 倭硫黄三两炒，结砂，研极细 胡芦巴半两 沉香半两 熟附子半两 肉桂半两 茴香一两 破故纸一两 肉豆蔻一两 金铃子一两，去核 木香一两

上研末，酒煮，面糊为丸，如梧子大，每服四十丸，姜汤下。

补益之剂八

清燥养荣汤 滋阴润燥法 《俞氏经验方》载吴又可《温疫论》

鲜生地五钱至八钱 知母三钱 归身一钱 新会皮钱半 生白芍二钱至三钱 花粉三钱 生甘草八分 梨汁四瓢，冲

坎炁潜龙汤 滋阴潜阳法 《俞氏经验方》

净坎炁一条，切寸 青龙齿三钱 珍珠母六钱，杵 生白芍三钱 大生地四钱 左牡蛎六钱，杵 磁朱丸四钱，包煎 东白薇三钱

先用大熟地八钱，切丝，用开水泡，取清汁，代水煎药。

四物绛覆汤 滋阴濡络法《俞氏经验方》

细生地四钱，酒洗 生白芍钱半，酒炒 真新绛钱半 广橘络一钱 全当归二钱，酒洗 川芎五分，蜜炙 旋覆花三钱，包煎 青葱管三寸，切冲

补阴益气煎 滋阴补气法《俞氏经验方》载景岳《新方八阵》

潞党参三钱，米炒 淮山药三钱，杵 新会皮一钱 升麻三分，蜜炙 大熟地四钱，炒松 白归身钱半，醋炒 清炙草五分 鳖血柴胡五分

加味《金匮》肾气汤 滋阴纳阳法 俞氏经验从仲景方加减

大熟地六钱 淮山药三钱，杵 丹皮钱半，醋炒 淡附片钱半 山萸肉二钱 浙茯苓三钱 泽泻钱半 紫瑶桂五分，炼丸吞 北五味一钱，杵 莹白童便一杯，冲

新加八味地黄汤 补阳镇冲法《俞氏经验方》

厚附块钱半 大熟地六钱，炒松 山萸肉八分 紫石英四钱，杵 紫瑶桂五分 淮山药三钱 浙茯苓四钱 泽泻钱半

先用铁落五钱，镇元黑锡丹三钱，用水六碗，煎成四碗，取汤，代水煎药。

四君子汤

人参二钱 白术二钱 茯苓二钱 甘草一钱，炙

加姜、枣煎。本方加陈皮一钱、半夏二钱，名六君子汤；去半夏，名异功散；再加归、芍，名归芍异功散。

四物汤

当归三钱，酒洗　大熟地三钱　白芍二钱　川芎一钱半

补中益气汤

黄芪钱半，蜜炙　人参一钱　甘草一钱，炙　白术一钱　陈皮五分　归身五分　升麻二分　柴胡二分　生姜二片　红枣二枚

玉女煎

生石膏三五钱　熟地三五钱或一两　麦冬二钱　知母钱半　牛膝钱半

治温热证，地黄宜生，牛膝宜删。

虎潜丸

黄柏三两　知母三两　熟地三两　龟板四两　白芍二两　当归二两　牛膝二两　虎胫骨两半　锁阳两半　陈皮两半　干姜五钱

羯羊肉酒煮为丸。

黄土汤

甘草三两　白术三两　附子三两，炮　干地黄三两　阿胶三两　黄芩三两　灶中黄土半斤，一名伏龙肝

顾氏保阴煎

大熟地四钱　大生地三钱　淡天冬二钱　麦冬三钱　生玉竹

三钱　炙鳖甲四钱　炙龟板四钱　山药三钱　浙茯苓三钱　怀牛膝二钱　龙眼肉十枚

骨蒸有汗，加地骨皮五钱，煅牡蛎四钱；无汗，加粉丹皮钱半，青蒿一钱；腰膝痛，加甘杞子三钱、杜仲二钱；盗汗，加炒枣仁三钱、五味子三分；咳嗽，加苏百合三钱、款冬花三钱、蜜炙枇杷叶三钱；痰多，加川贝三钱、竹沥一瓢；咳血，加藕汁、童便各一杯冲食，少加炒米仁五钱、炒谷芽三钱；肺脏无热，右寸脉虚弱无力，加高丽参一钱、炙棉芪钱半。

周氏新加六味汤　一名经验加味地黄汤

大生地三钱　大熟地四钱　浙茯苓三钱　麦冬二钱　山萸肉钱半　怀山药三钱　粉丹皮钱半　泽泻钱半

咳嗽，加苏百合三钱，蜜炙枇杷叶三钱；痰血，加梨汁、童便各一杯；热盛，加生桑皮、地骨皮。

张氏左归饮

大熟地三钱　山萸肉一钱　甘杞子二钱　山药钱半　粉丹皮钱半　炙甘草一钱

肺热而烦者，加辰砂染麦冬二钱、女贞子三钱；肺热而咳者，加苏百合二钱、川贝母三钱；血虚生热者，加阿胶一钱、生白芍三钱；咳血、吐血、便血，加鲜生地五钱、白木耳八分。

黑地黄丸

苍术一斤　熟地黄一斤　五味子半斤　干姜春冬一两，秋七钱，夏五钱

枣肉丸，米饮下，或酒下。

《千金》麦门冬汤

提麦冬三钱　炙甘草一钱　生粳米三钱，荷叶包　大红枣四钱　鲜竹叶二十四片

大补阴丸

黄柏四两，盐水炒　知母四两，盐水炒　熟地五两，酒洗　龟板五两，炙

上研末，用猪脊髓蒸熟，和炼蜜为丸，如桐子大，每服五六十丸。空心姜汤、盐汤、黄酒随意送下。

清暑益气汤

西洋参三钱　干石斛五钱　带心麦冬三钱，仙半夏捣　川连六分　淡竹叶五十片　益元散三钱，荷叶包　知母一钱五分，酒炒　西瓜翠衣五钱　陈粳米三钱

古方分两九

据吴县王朴庄先生“考证古方权量说”：《伤寒》方一两，准今七分六厘；一升，准今六勺七杪。推诸《灵》、《素》以下，至《千金》、《外台》，所集汉、晋、宋、齐诸方，莫不皆然。

何西池《医碥》煎药用水歌

急流性速堪通便，宣吐回澜水最宜（即逆流水）。百沸气腾

能取汁，甘澜劳水意同之。黄齑[①]水吐痰和食，霍乱阴阳水可医，新汲无根皆取井，除烦去热补阴施。地浆解毒兼清暑，腊雪寒冰热疫奇。更有轻清气化水，奇功千古少人知，堪调升降充津液，滋水清金更益脾。

甘澜水，用水置盆，杓扬万遍，亦名劳水，取动极而静之义。

气化水，以水蒸汗，如蒸花露法。一名气汗水，一名水露，有循环之妙理，得升降之元机。

① 齑：切碎的腌菜酱菜。

索 引

（按笔画排序）

六画

七画

八画

九画

十一画

十二画

十三画

十四画

十五画

十六画及以上